FATIGUE, STRESS,
SURPOIDS, IMMUNITÉ...

OPTIMISEZ VOTRE SANTÉ !

ISBN : 978-2-8132-3353-0

Cet ouvrage a été rédigé en collaboration avec Alix Lefief-Delcourt.

Note de l'éditeur : l'auteure et l'éditeur déclinent toute responsabilité provenant directement ou indirectement de l'utilisation de ce livre. Les déclarations faites par l'auteur concernant les produits, les processus, méthodes de traitements représentent uniquement les idées et opinions de l'auteure et ne constituent en aucun cas une recommandation ou une approbation de tout produit ou traitement par l'éditeur ni ne sauraient se soustraire à un avis médical.

www.editions-tredaniel.com
info@guytredaniel.fr
www.facebook.com/tredaniel.reflexion
@tredaniel_reflexion

Andreas Jansson

FATIGUE, STRESS, SURPOIDS, IMMUNITÉ…

OPTIMISEZ VOTRE SANTÉ !

Cinq pratiques quotidiennes
qui vont changer votre vie

Guy Trédaniel éditeur
19, rue Saint-Séverin
75005 Paris

Introduction

L'HISTOIRE DE NATHALIE

Nathalie a 51 ans. Mère de famille, assistante de direction, elle a grandi dans une petite famille traditionnelle française, dans la banlieue de Rouen. À 28 ans, elle rencontre son mari. Ils auront deux enfants, nés par césarienne. À cette époque, la jeune mère de famille n'a plus le temps de faire du sport. Entre son travail et la gestion des enfants, elle n'a plus un moment pour elle.

Elle reprend sa mauvaise habitude de fumer une à deux cigarettes par jour, et profite des rares instants de liberté qu'elle s'octroie pour retrouver ses copines autour d'un verre.

Nathalie a toujours mangé trois repas chaque jour, généralement quelques légumes, des pommes de terre ou des céréales et beaucoup de pain, en particulier le matin avec du beurre et de la confiture et son traditionnel café au lait. Elle mange de temps à autre des lentilles, un tout petit peu de viande, car on lui dit que c'est mieux pour la planète, un à deux œufs par semaine, pas plus, à cause du cholestérol, plus généralement du poisson qu'elle achète en supermarché le samedi matin. Elle raffole aussi de la nourriture asiatique.

À 11 heures du matin et à 16 heures, Nathalie a toujours un petit coup de pompe. Elle s'accorde une courte pause agrémentée d'une pomme ou d'une barre céréalière.

Bien que Nathalie essaie de manger bio, son rythme de travail effréné l'oblige à se tourner vers les plats transformés, notamment le soir en rentrant du travail ou au déjeuner en semaine, quand elle ne mange pas au restaurant. Elle ne fait pas vraiment attention à la composition des plats transformés, mais essaie de vérifier qu'ils ne contiennent pas trop d'additifs.

À 42 ans, Nathalie souffre perpétuellement du ventre. Son médecin lui diagnostique une SIBO (Small Intestinal Bacterial Overgrowth, une augmentation du nombre de bactéries et/ou une modification du type des bactéries présentes dans l'intestin grêle, engendrant un ensemble de symptômes intestinaux). On lui détectera également un dysfonctionnement de la vésicule biliaire qu'on devra lui ôter un an plus tard. À 45 ans, Nathalie commence à souffrir énormément des mains. L'imagerie révélera une arthrite aux deux mains.

Nathalie se sent toujours épuisée, elle subit des changements d'humeur importants et a de grandes difficultés à avoir un sommeil reposant. Elle subit des infections urinaires à répétition, et son attention diminue de plus en plus au travail, mais aussi dans la vie de tous les jours. On lui diagnostique alors un diabète de type 2 et une hypertension. Son cholestérol LDL et ses niveaux de triglycérides sont élevés. Nathalie est alors placée sous metformine, statines et antihypertenseurs qu'elle prend quotidiennement.

Elle dort de moins en moins bien, souffre de crampes musculaires à répétition, et de problèmes de peau chroniques. Aujourd'hui, Nathalie se sent démotivée, à bout de souffle, tendue et présente un début de dépression nerveuse. Elle prend rendez-vous avec moi pour avoir des pistes sur la meilleure façon d'améliorer sa santé et son bien-être global.

NOTRE CORPS, UNE MACHINE EXCEPTIONNELLE

Si vous vous retrouvez dans l'histoire de Nathalie, sachez que vous n'êtes pas seul. Des millions de personnes ne savent pas vers qui s'orienter pour améliorer durablement leur vie ainsi que leur santé mentale et physique. Bien que la médecine moderne ait fait d'incroyables progrès, elle intervient généralement dans le curatif, dans l'urgence, dans l'impératif… Les problématiques de santé sont polymorphes, mais ont toutes pour origine un dérèglement du terrain, ce que la médecine ne cherche pas, faute de temps et de moyen, à étudier et à vulgariser. Oui, vous savez que fumer, boire, ne pas faire d'exercice et manger trop gras ET trop sucré en même temps vous rendra malade… Vous faites attention et pourtant, vous êtes malade. Que faites-vous de travers ?

« C'est l'hiver, il y a beaucoup de virus », « c'est le manque de vitamine C, prenez de l'acérola », « c'est votre génétique, vous n'y pouvez rien… » Combien de fois ai-je entendu mes clients me répéter ce que leur médecin disait. Eh bien, je ne suis pas d'accord avec cette approche beaucoup trop simpliste. Des centaines de mes clients n'ont plus un rhume, une sinusite, une gastro, une grippe, un seul problème de digestion ou de peau depuis des années parce qu'ils ont changé un paramètre de leur vie : le terrain.

Beaucoup de traditions séculaires utilisent pourtant la médecine, le plus souvent, non comme un remède, mais comme une pratique destinée à protéger l'âme et le corps avant que la maladie ne s'installe. Car l'eau, l'air, le soleil, la terre, les herbes, les graines, les fruits, les champignons, les feuilles, les racines, les minéraux et les épices ne sont pas là par hasard... Ils sont utilisés depuis toujours par nos ancêtres pour traiter certes, mais surtout pour préparer le corps aux *challenges* de l'existence. C'est sur ces origines ancestrales que reposent les fondements de la naturopathie, et plus globalement de la médecine intégrative*.

Nous sommes nés d'un champ d'énergie subtil qui unit tout le vivant, et c'est en comprenant comment cette énergie fondamentale doit être captée, utilisée et renvoyée à la terre que nous équilibrons en profondeur notre énergie vitale. La naturopathie ne s'attaque pas à la maladie à proprement parler, mais au terrain énergétique, physique et mental sur lequel elle s'installe.

En tant que naturopathe, j'interviens, à l'instar des hommes-médecine, en analysant le lien unique reliant votre histoire, votre culture, votre mode de vie, votre alimentation traditionnelle, votre environnement quotidien et l'époque à laquelle nous nous rencontrons. Ces éléments fusionnent et constituent une matrice essentielle à mettre en lumière pour cerner les fragilités de votre terrain et de ce qui a permis de provoquer votre maladie.

---

* https://www.ncbi.nlm.nih.gov/pmc/articles/PMC6396756/.

LE CONCEPT DE DYSÉVOLUTION

Notre espèce a évolué pour vivre en pleine nature, affrontant le froid, la faim, la soif, le soleil et les prédateurs. Jamais nous n'avons connu un tel niveau de confort et de sécurité dans nos sociétés.

Non seulement ce confort n'augmente pas notre espérance de vie théorique, mais au contraire, les études récentes le confirment, il diminuerait notre espérance de vie en bonne santé.

En effet, d'un point de vue physiologique, cela à un prix. Et nous le payons très cher. Notre métabolisme n'est absolument pas adapté à ce niveau de confort. À l'inverse, c'est dans l'inconfort régulier et l'alternance de stress et de repos qu'il fonctionne de façon optimale.

Trop de confort entraîne donc, les années passant, de mauvaises habitudes et ces mauvaises habitudes provoquent inévitablement des déséquilibres qui, sur le long terme, installent la maladie.

À titre d'exemple, on peut citer comment les chaussures à talon stimulent la fasciite plantaire, comment les écrans assèchent les yeux et sont à l'origine de ptérygions, comment la sédentarité et le chauffage entraînent une baisse de notre système immunitaire, comment l'alimentation végétalienne entraîne des modifications structurelles du visage (mâchoire, dents...), des troubles digestifs, ORL et dermatologiques, comment le sucre se positionne comme le chef de file des troubles métaboliques à commencer par le diabète et l'arthrose...

Au cœur de mon approche, il y a la volonté de restaurer un terrain favorable à l'homéostasie, à l'équilibre et au renforcement métabolique, au bien-être… Et tout commence par l'identification du schéma physiopathologique.

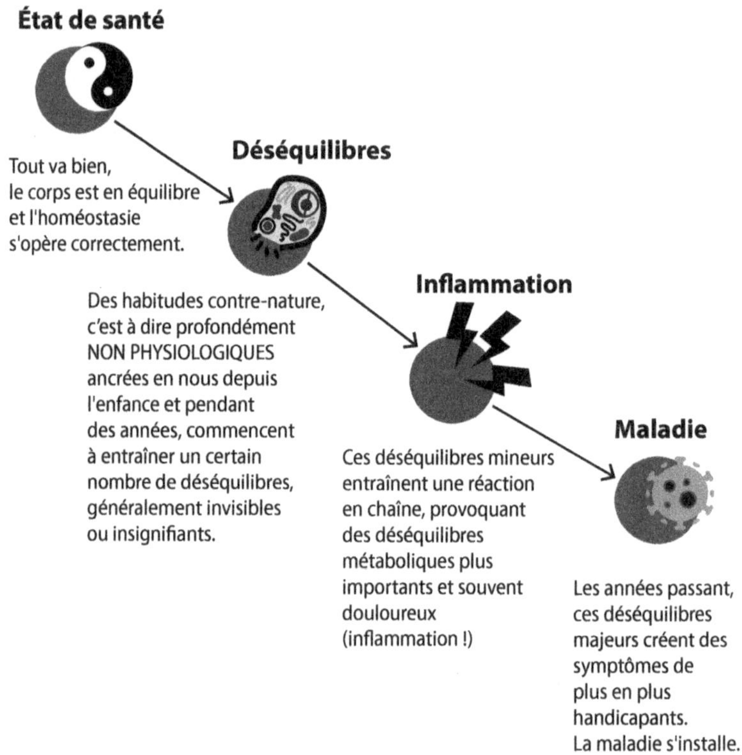

Le concept de dysévolution
Comment notre mode de vie mène à la maladie

LES CAUSES DE LA MALADIE

Mon expérience de naturopathe m'a permis d'identifier un schéma physiopathologique standardisé de la maladie chez la quasi-totalité de mes clients.

À l'origine de la maladie, nous trouvons toujours les mêmes facteurs dégénératifs :

- porosité intestinale ;
- insulino-résistance ;
- génétique défavorable ;
- stress chronique ;
- sédentarité/manque d'exercice ;
- toxiques et perturbateurs endocriniens.

Ces facteurs spécifiques et épigénétiques se traduisent majoritairement par des symptômes presque toujours similaires :

- inflammation locale ou systémique ;
- douleurs chroniques ;
- dysfonction mitochondriale ;
- tumorigenèse.

À partir de là, c'est l'effondrement physique et psychologique. La maladie s'installe :

- syndrome métabolique (obésité abdominale, taux élevé de triglycérides, taux bas de cholestérol HDL, hypertension artérielle et taux élevé de glucose à jeun) ;
- maladies psychologiques (dépression, schizophrénie, insomnies, TCA...) ;
- maladies neurodégénératives (Alzheimer, Parkinson, sclérose en plaques, maladie de Huntington et maladie de Charcot) ;
- cancers (glucodépendants ou non) ;
- arthrose ;

- maladies auto-immunes (Crohn et gastropathie, sclérose en plaques, pathologies musculo-squelettiques...).

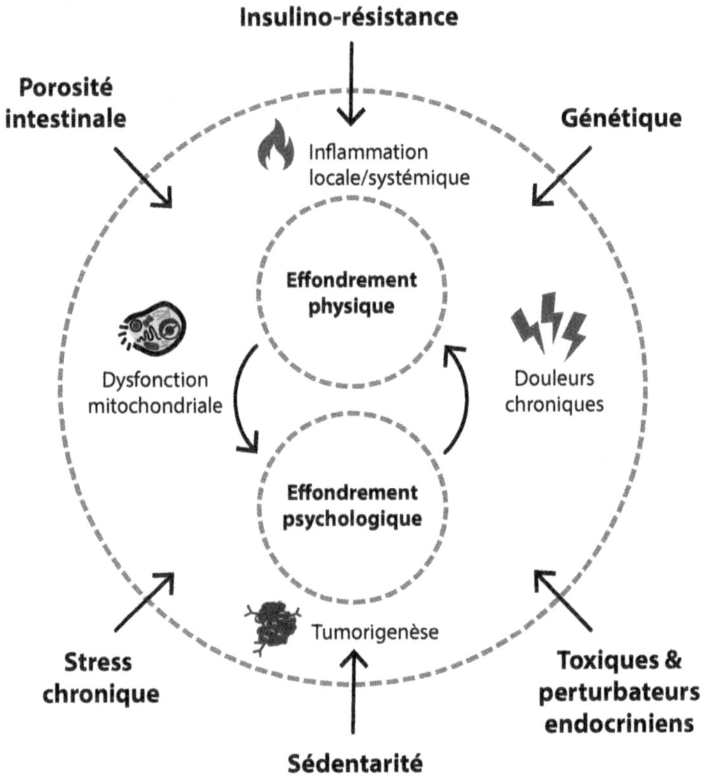

UNE APPROCHE ITÉRATIVE DE LA NATUROPATHIE

Si vous souhaitez améliorer votre santé naturellement et durablement, vous devez suivre une approche progressive.

J'ai développé une méthodologie spécifique vous permettant de trouver des solutions naturelles à vos problèmes de santé.

Cette méthodologie fonctionne, car elle repose sur l'analyse fonctionnelle organique, c'est-à-dire les signes que vous envoie votre corps.

Les quatre fondements de cette méthode sont les suivants :

1. **Identification** : nous identifions, ensemble, les dysévolutions qui caractérisent votre pathologie et votre mal-être. Nous pouvons nous appuyer sur votre ressenti, des examens physiques, des tests et bilans biologiques, etc.
2. **Arrêt** : vous stoppez progressivement un certain nombre de mauvaises habitudes et de comportements parfois ancrés depuis votre naissance. Nous faisons, à ce stade, un travail psychologique.
3. **Correction** : nous modifions votre mode de vie en profondeur en traitant d'une part les symptômes, d'autre part en ajoutant des pratiques hormétiques et une nutrition adaptée destinées à pousser votre corps à guérir de lui-même.
4. **Adaptation** : nous suivons le processus de régénération organique initié par votre propre corps pendant plusieurs semaines, mois ou années.

Notre corps est une machine merveilleuse qui s'adapte à tout. C'est en l'utilisant de façon intelligente, raisonnable et régulière que celui-ci nous offre son meilleur potentiel.

L'objectif de ce livre est de vous donner des clés pour vous permettre de constituer vous-même vos propres routines en vous appuyant sur des pratiques fiables, soutenues par la science et l'expérience de très nombreuses personnes.

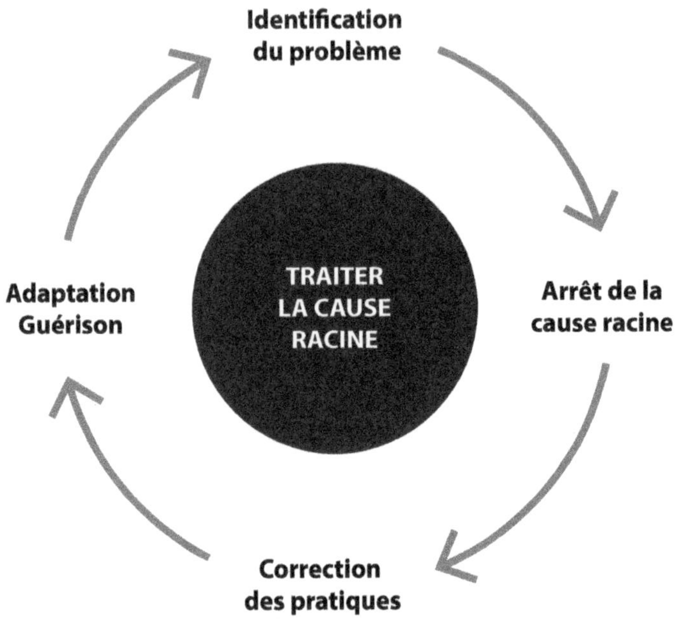

Ces pratiques millénaires sont le socle de notre évolution physiologique et constituent la base de ce sur quoi nous devrions nous concentrer au moins une partie de chaque journée de notre vie. Elles sont également à l'origine de l'émergence d'une nouvelle forme de médecine nommée médecine évolutionniste.

Celle-ci le prouve de jour en jour : une grande partie des troubles et des maladies actuelles est la résultante, non pas de la roulette génétique, mais de notre inadaptation à un environnement stérile et encore inconnu de notre physiologie.

L'excès de confort, le manque de sommeil, le stress chronique et une rupture totale avec notre environnement originel ont bouleversé nos rythmes biologiques et déséquilibré notre métabolisme en profondeur. Chaque cellule de notre corps souffre aujourd'hui de ce déséquilibre et nous tombons malades avec pour seul espoir, celui d'une médecine, certes moderne et performante, mais qui, parfois, met de côté le potentiel infini de régénération de notre corps.

Découvrez les secrets de pratiques ancestrales, héritées de millions d'années d'évolution et de confrontation avec la nature et le vivant, qui ont forgé des processus de guérison subtils et que nous avons tous en nous. Ces pratiques, dites « hormétiques » apportent un autre regard sur le rôle de notre hygiène de vie dans la survenue et le traitement des maladies de civilisation.

1

(Ré)apprendre à avoir faim : un vestige de notre vie de chasseur-cueilleur

L'HISTOIRE DE CHRISTOPHE

Christophe a 52 ans. Manager dans une société d'assurance, sa vie est une course. Il se lève rouillé et déjà épuisé, prend une douche très chaude et avale deux tartines de baguette, une banane et un grand café sur le pouce puis monte dans sa voiture pour trente-cinq minutes de route vers son bureau.

Arrivé au bureau, quelques mini-viennoiseries l'attendent. Il en savourera trois avec un nouveau café en discutant avec ses collègues. Vers 11 heures, un coup de fatigue surprend Christophe. Il a pourtant dormi comme d'habitude…

À midi, repas avec un client. L'entrecôte frite est la bienvenue. Elle sera ponctuée d'une assiette de fromages et d'une île flottante au caramel avec un café. La réunion de 15 heures est pesante et usante. Christophe manque d'énergie et sent bien qu'il a trop mangé.

Arrivé chez lui, il se sent découragé, mais meurt de faim. Il se regarde dans la glace après sa douche chaude et se trouve trop gros. Il court pourtant quarante minutes tous les dimanches !

Il me consulte afin de savoir comment il peut maigrir et gagner en énergie. Je lui parle de changements alimentaires et du jeûne intermittent. Il me dit en avoir entendu parler sans jamais s'y être trop intéressé.

Voici ce qu'il doit savoir et pourquoi cela peut être utile dans son cas.

***

Vous êtes-vous déjà demandé si vous aviez vraiment faim au moment de passer à table ? Dans 90 % des cas, nous mangeons parce que nous sommes conditionnés pour manger à une heure précise. C'est un réflexe purement pavlovien que l'on doit à notre éducation, plutôt qu'à une nécessité réellement biologique.

Le petit déjeuner matinal, par exemple, est une pratique assez récente, héritée de la découverte du café par les bourgeois du XVIIIe siècle* et de celle des céréales par l'industriel Kellogg's au début du XXe siècle**. On connaît aujourd'hui les conséquences dramatiques pour la santé d'un petit déjeuner quotidien, riche en céréales raffinées.

---

* https://chezjim.com/18c/breakfast-18th.htm.

** https://daily.jstor.org/the-strange-backstory-behind-your-breakfast-cereal/.

Pour autant, si nous prenons un peu de distance par rapport à d'autres cultures et d'autres modes de vie, les repas n'obéissent pas toujours à une logique chronologique figée. Ainsi, la majorité des peuples de chasseurs-cueilleurs ayant conservé un mode de vie traditionnel n'établissent la fréquence et la richesse de leur repas qu'en fonction des retours de la chasse et de la cueillette du jour… Certains jours, les ventres sont pleins ; d'autres, il faut se contenter de quelques baies et tubercules cuisinés. Et pourtant, l'humanité a survécu.

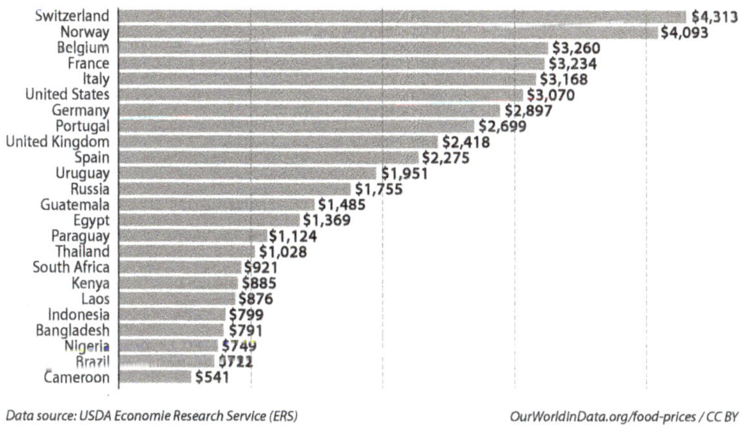

Dépenses alimentaires par personne, 2021

Dépenses alimentaires moyennes par personne, qui comprennent uniquement les aliments achetés pour être consommés à la maison. Les achats de nourriture hors domicile, l'alcool et le tabac ne sont pas inclus. Ces données sont exprimées en dollars dépensés par personne sur un an. Elles ne sont pas ajustées pour tenir compte de l'inflation ou des différences de coût de la vie entre les pays.

On observe que, malgré un niveau de vie élevé, un accès facile à la nourriture, et des repas de plus en plus fréquents et variés, nos sociétés souffrent davantage de maladies chroniques et d'obésité. Par exemple, en 2021, un Français dépensait en moyenne presque cinq fois plus pour son alimentation qu'un Brésilien, bien que ces deux pays soient parmi les plus riches du monde. Pourtant, l'obésité progresse rapidement dans les deux cas. Cela montre que l'accès à la nourriture ne suffit pas pour être en meilleure santé. Ce n'est pas seulement une question de quantité ou de fréquence des repas, mais de qualité.

La faible qualité nutritionnelle couplée à la densité énergétique et la fréquence trop élevées des repas, largement encouragées par les sociétés industrialisées, semble en effet être la cause majeure de maladies chroniques et d'obésité.

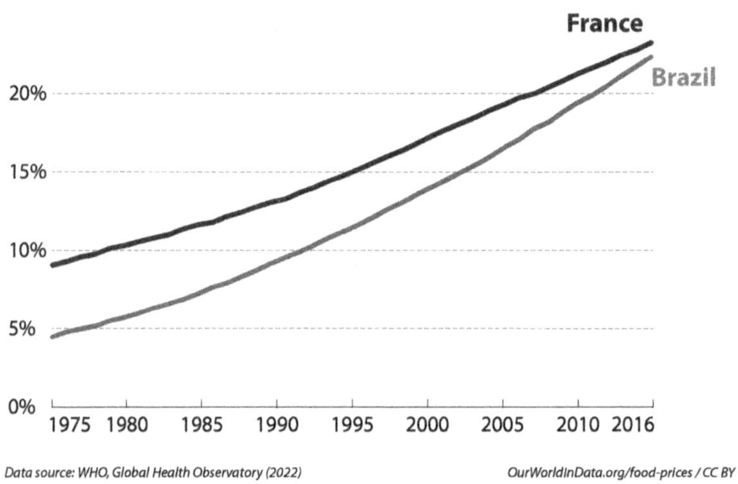

Obésité chez les adultes, 1975 à 2016

Estimation de la prévalence de l'obésité, basée sur des enquêtes auprès de la population générale et sur une modélisation statistique. L'obésité est un facteur de risque de complications chroniques, notamment de maladies cardiovasculaires, et de décès prématurés.

Posons-nous les vraies questions : manger plus et plus souvent est-il réellement bénéfique à notre santé ? La pratique du jeûne intermittent n'est-elle qu'une mode ou une nécessité biologique ? Dans quelles proportions et à quelle fréquence devons-nous jeûner ? C'est ce que nous allons étudier maintenant. L'objectif n'est pas de donner une recette de jeûne toute prête pour tout le monde, mais de vous expliquer pourquoi manger moins souvent peut vous être bénéfique.

Dans ce chapitre, nous aborderons la pratique du jeûne, ses origines anthropologiques, ses effets sur notre biologie et sur notre mental. Avoir faim et manger, une rythmique physiologique héritée de notre mode de vie nomade dans une société sédentarisée dans laquelle manger a perdu de son sens.

NOUS MANGEONS EN TROP GRANDES QUANTITÉS ET TROP SOUVENT

La civilisation occidentale est synonyme de confort et d'opulence. De nos jours, dans le centre d'une ville moyenne française, il y a autant à manger dans la rue que dans une forêt primaire. Un restaurant juste en bas de chez vous ? Une épicerie ouverte jusqu'à minuit ? Un clic sur une application de livraison à domicile ?

Les livreurs à vélo parcourent des kilomètres de jour comme de nuit pour vous livrer des plats chauds, tout préparés et parfois d'inspirations lointaines, commandés en quelques minutes depuis un téléphone portable. Nous mangeons à heures fixes, même sans sensation de faim parce qu'il « est l'heure de manger ».

Par ailleurs, les tentations sont partout et suscitent des réflexes salivaires incontrôlés et une consommation compulsive d'aliments plus sucrés, plus gras et plus denses énergétiquement contribuant inexorablement à la prise de poids et à la survenue d'un grand nombre de maladies. Comme vous pouvez l'imaginer, ces comportements alimentaires ne sont pas sans conséquences pour notre santé physique et mentale. Alors, il est légitime de se demander comment nous en sommes arrivés là et quels sont les impacts sur notre santé.

Un marketing agressif

Le XXe siècle a vu l'émergence de l'industrie agroalimentaire. L'invention de la machine à vapeur et des moyens de transport à grande échelle ont permis d'améliorer la production et la distribution des aliments autour de la planète. Mais c'est l'émergence de nouvelles technologies de conservation telles que la réfrigération, la congélation et la pasteurisation qui ont permis d'améliorer la croissance de cette industrie pesant aujourd'hui plus de 10 % du PIB mondial et employant plus de quatre cents millions de personnes tout autour de la planète.

Depuis les années 1980, ces industries agroalimentaires ont mis en place un ensemble de pratiques commerciales intensives destinées à vendre toujours plus et au plus grand nombre, sans prêter attention aux impacts sur la santé des consommateurs.

Même si ces pratiques sont éminemment critiquables, elles ont le mérite d'être efficaces. Savoir perpétuellement donner envie de manger à un consommateur est une pratique désormais bien maîtrisée par ces industriels.

Avant même d'être consommés, les aliments que nous mangeons sont mis en valeur par un packaging très alléchant, un élément clé du réflexe d'achat. Les visuels parfois trompeurs nous mettent l'eau à la bouche. Les valeurs nutritionnelles sont souvent confuses et discrètement indiquées sous le paquet. Des codes couleurs très visibles vous rassurent instantanément sur le soi-disant bénéfice apporté par la consommation de cet aliment. Vous ne vous posez pas la question de savoir exactement si cet aliment est bon pour vous, où et comment il a été produit. Vous faites confiance presque aveuglément à ce qui est indiqué sur le devant du paquet et la majorité d'entre nous ne regardent même pas les constituants de l'aliment.

Ce processus de simplification et de minimalisme nutritionnel, à l'instar du Nutri-Score, permet de toucher le plus grand nombre et garantit une adhésion maximale de la population aux références nutritionnelles recommandées par les organismes officiels. On va au plus simple en poussant les consommateurs à faire confiance à ce que nous mettons dans leur assiette.

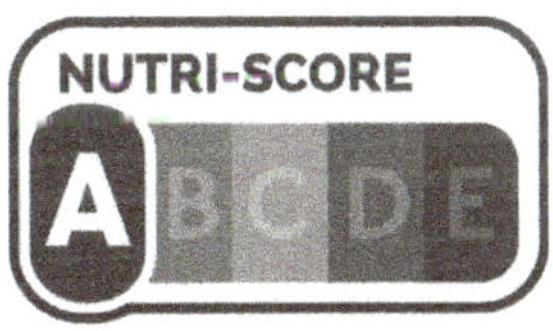

Source : https://www.santepubliquefrance.fr/determinants-de-sante/nutrition-et-activite-physique/articles/nutri-score.

Depuis le début des années 2000, l'informatique et les nouvelles technologies améliorent de jour en jour la façon de cibler le consommateur et de conditionner ses désirs alimentaires. L'affichage des bannières publicitaires à des moments clés de la journée où le *geomapping* des restaurants sur les cartes d'application de géolocalisation proches de vous n'en sont qu'un exemple.

De même, la digitalisation des supermarchés et l'émergence du *click and collect* ont encore amplifié davantage ce phénomène de surconsommation alimentaire. Et la personnalisation a de beaux jours devant elle. La montée en puissance des intelligences artificielles devrait permettre de personnaliser encore davantage l'expérience d'achat des consommateurs.

L'âge des produits transformés

Critiquée pour son rôle majeur dans la pollution des sols et de l'air, l'agro-industrie est également responsable du développement des produits transformés et ultratransformés. Ces aliments, présentés sous forme de plats préparés, sont souvent pratiques à utiliser, à réchauffer et à consommer. Ce marché en plein essor représente aujourd'hui un chiffre d'affaires annuel de plusieurs trillions de dollars chaque année et a été largement critiqué par de nombreux nutritionnistes, à commencer par le Dr Anthony Fardet, dans son livre *Halte aux aliments ultratransformés ! Mangeons vrai* (éd. Thierry Souccar, 2017), pour ne citer que lui.

Pourquoi les aliments transformés ont-ils connu un tel développement ? Une raison simple à cela est que le coût toujours plus bas de certaines matières premières de mauvaise qualité, à l'instar du sucre et des graisses végétales hydrogénées, permet de maximiser les bénéfices sur la fabrication de certains produits et donc de générer des marges généreuses pour les industriels de l'agroalimentaire tout en vous faisant manger de plus en plus souvent.

Alors, à ce stade, vous devez vous demander pour quelle raison les plats transformés vous font grossir et vous font manger de plus en plus souvent. La raison est simple : ces repas sont souvent riches en glucides, riches en graisses et pauvres en protéines. Et c'est précisément ce manque de protéines, nommé « dilution » des protéines, qui vous donne envie de manger régulièrement. En effet, les protéines sont le macronutriment le plus satiétogène, ce qui vous coupe l'appétit le plus facilement.

A contrario, les glucides et les graisses sont très peu satiétogènes. Elles sont de l'énergie pure et stimulent certaines hormones associées à la prise de poids, en particulier l'insuline et la ghréline.

Ainsi, comme vous avez faim plus souvent, vous mangez plus souvent. Et comme ces aliments transformés sont riches en énergie (glucides et/ou lipides), ils stimulent beaucoup plus l'insuline tout au long de la journée. Vous prenez du poids, et un certain nombre de maladies associées à la prise de poids se déclenchent avec le temps.

ZOOM SUR LE RATIO PROTÉINES/ÉNERGIE

Pour comprendre ce qui nous fait grossir, il faut se pencher sur le concept de ratio protéines/énergie.

Les plantes stockent l'énergie solaire sous forme de glucides et de graisses, et l'azote et les minéraux sous forme de protéines.

Les animaux (et les humains) doivent ingérer d'autres organismes vivants (plantes et animaux) pour obtenir à la fois cette énergie, ces protéines et ces minéraux dans les proportions nécessaires.

Malheureusement, lorsque nous ne consommons que de l'énergie pure (sucre, farine, huile…), soit sous forme de glucides, soit sous forme de graisses, nous diminuons mécaniquement la consommation de protéines et de minéraux. Comprenez-moi bien, vous consommez toujours des protéines en mangeant, mais c'est le niveau de dilution de ces protéines dans l'énergie (graisses et glucides) qui vous pousse à consommer toujours plus pour obtenir un niveau de protéines satisfaisant.

Vous le savez maintenant, cette énergie est désormais bon marché et rentable et conduit à une faim de protéines et de minéraux pour le consommateur final et à une surconsommation énergétique de sucre et de graisses. C'est ce que l'on nomme la toxicité énergétique.

Vous pouvez donc manger principalement de l'énergie et inévitablement devoir surconsommer (*snacking*) pour compenser la dilution énergétique ou lutter contre cette toxicité énergétique en ciblant spécifiquement les protéines et les minéraux, vous permettant d'atteindre la satiété nutritionnelle avec une consommation d'énergie moindre. Le rapport des protéines sur l'énergie consommée se nomme ratio protéines/énergie (ratio P/E).

On le calcule de la façon suivante : $P/(G + L)$

P = protéines, G = glucides et L = lipides

Plus ce ratio est bas (inférieur à 1), plus vous aurez faim rapidement et prendrez du poids. Plus ce ratio est élevé (supérieur à 1), plus vous serez à satiété longtemps et mangez moins fréquemment.

Ainsi, gardez en tête que la majorité des produits transformés du commerce ont aujourd'hui un ratio P/E compris entre 0,1 et 0,6. Les produits avec un ratio P/E bas constituent une forme de toxicité énergétique.

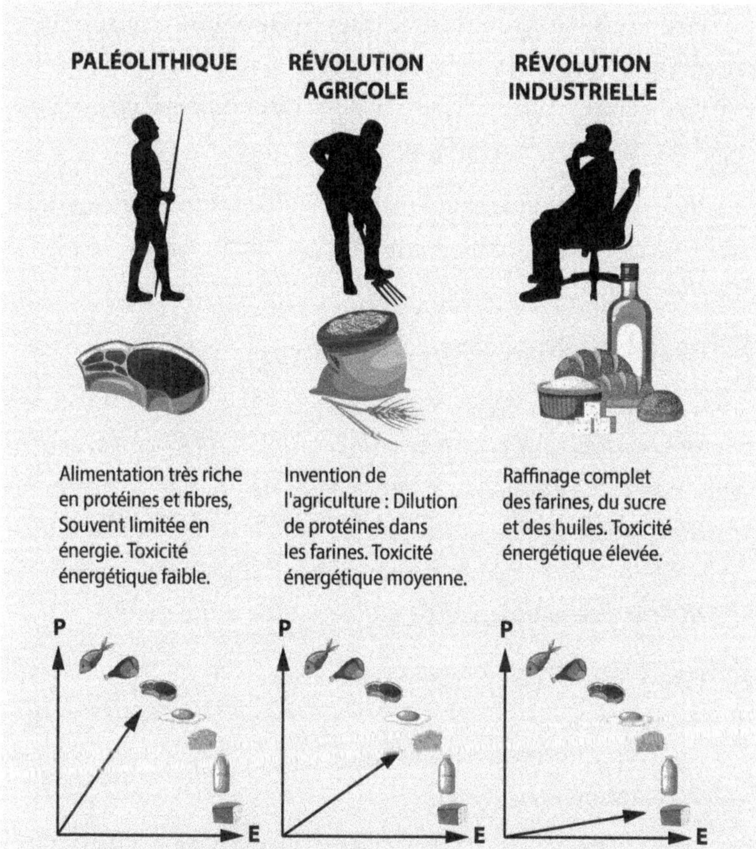

Source : The P :E Diet/Dr Ted Naiman

Le cas particulier des glucides

Des trois macronutriments, les glucides sont un cas un peu particulier. En effet, il est communément admis par la population qu'une consommation importante de glucides est essentielle à la santé, notamment pour le fonctionnement du cerveau. Il n'en est rien.

Savez-vous combien de grammes un Français consomme de glucides par jour en 2023 ? Entre 250 et 350 g*. C'est beaucoup trop. Cela représente en moyenne 45 % des calories quotidiennes, ce qui est une hérésie d'un point de vue physiologique.

Savez-vous de combien le corps a besoin de grammes de glucose pour fonctionner normalement ? 4 g**. Oui, uniquement 4 g.

Le constat est clair. Il n'y a qu'à jeter un œil sur l'évolution du diabète et de l'obésité dans le monde pour s'en rendre compte.

L'émergence des régimes cétogènes ces vingt dernières années (régimes reposant sur une réduction drastique des glucides) et leurs résultats cliniques stupéfiants sur la perte de poids et la gestion de certaines pathologies métaboliques (comme le diabète ou la maladie d'Alzheimer) nous montrent aujourd'hui l'impact réel que la diminution de la consommation de glucides a sur notre santé.

Malheureusement, à moins que vous ne suiviez délibérément un régime cétogène, les glucides sont omniprésents dans notre alimentation moderne. On les trouve dans le pain et les céréales évidemment, mais également dans les fruits, les légumes, les légumineuses ainsi que dans n'importe quelle préparation qui ne soit pas à l'état brut. Comprenez par là que tous les aliments, aussi peu transformés soient-ils, contiennent des glucides, y compris les soupes industrielles, les jambons cuits ou encore les chips. Il est donc particulièrement difficile de s'en libérer si vous ne cuisinez pas et/ou mangez au restaurant quotidiennement.

---

* https://www.anses.fr/fr/content/inca-3-evolution-des-habitudes-et-modes-de-consommation-de-nouveaux-enjeux-en-mati%C3%A8re-de.

** https://www.ncbi.nlm.nih.gov/pmc/articles/PMC2636990/.

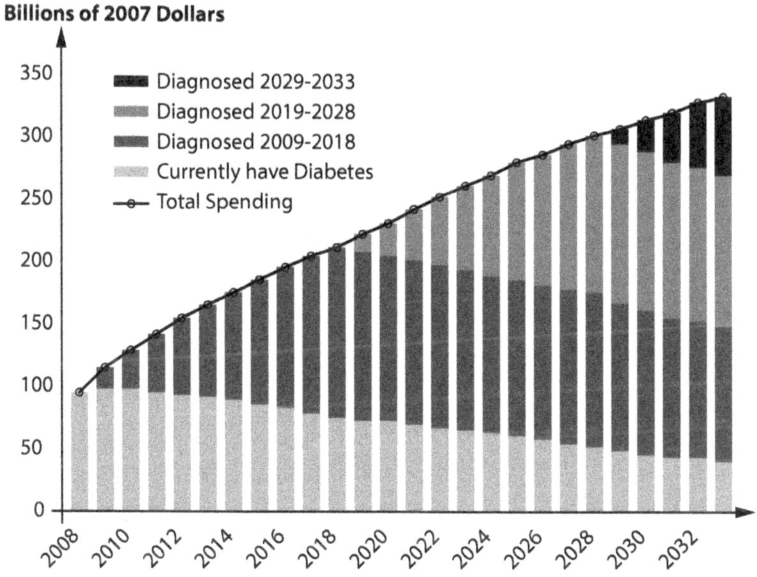

www.bulletins-electroniques.com/actualites/61649.htm *Crédits Huang et al.*

Tendances des taux de diabète sucré aux États-Unis, un exemple parlant

Aux USA, les dépenses de santé liées au diabète sont estimées à 113 milliards de dollars en 2009. Selon l'étude conduite par Elbert Huang de l'université de Chicago, ces dépenses tripleraient pour atteindre 336 milliards de dollars en 2034. Le nombre d'individus diabétiques couverts par « Medicare » devrait passer de 8,2 millions à 14,6 millions en 2034, pour un coût estimé de 171 milliards de dollars (contre 45 milliards de dollars en 2009).
Source : https://france-science.com/le-diabte-aux-etats-unis-doublement-du-nombre-de-cas-dici-25-ans-et-triplement-des-cots-pour-medicare/.

Or, vous allez le voir, la consommation excessive de glucides est à l'origine d'un grand nombre de problèmes de santé que les Français rencontrent aujourd'hui, dont le fameux syndrome métabolique. De l'obésité au diabète, des maladies cardiaques à la baisse de l'audition, la surconsommation de glucides, couplée au manque d'exercice physique, peut gravement impacter votre santé.

LA PHYSIOLOGIE DES GLUCIDES

Les glucides sont un macronutriment que l'on confond généralement avec le concept unique de sucres. Ils représentent une grande famille alimentaire regroupant les fruits, les produits laitiers (en particulier pasteurisés), les féculents (céréales, pain, pseudocéréales et légumineuses), les sucres (gâteaux, chocolat, sucre de coco...), les produits de la ruche (miel, pollen, propolis...), les oléagineux, certains légumes, avec en première ligne, les tubercules (pommes de terre, patates douces, navets...).

Dans notre alimentation moderne, il est donc quasiment impossible d'éviter les glucides. Mais ce qui pose problème, ce ne sont pas les glucides en eux-mêmes, mais d'une part la quantité consommée au quotidien, et d'autre part la façon dont ils impactent notre glycémie (le niveau de sucre dans notre sang) ainsi que notre production d'insuline.

- D'un côté, nous avons une catégorie de glucides, dits simples, qui apportent une énergie dense et immédiate, faisant grimper votre glycémie et votre insuline. Ces glucides sont généralement ceux que l'on trouve dans les sodas, le pain blanc, le riz blanc, mais également les bonbons et certains fruits comme les bananes et les raisins.
- De l'autre, nous avons une autre famille de glucides plus longs à décomposer par la digestion et à absorber dans le sang. Ces glucides, historiquement dits complexes, font d'une part moins monter la glycémie, mais surtout la font monter beaucoup moins rapidement. La réponse insulinique n'en est que plus mesurée. Ces glucides se trouvent

généralement dans les céréales complètes, les légumes, les légumineuses, les tubercules et certains fruits.

Pour autant, tous les glucides, qu'ils soient simples ou complexes, sont métabolisés sous la forme de glucose par notre organisme. Or le glucose entraîne un certain nombre de réactions dans notre corps dont le stockage du sucre et de graisses.

On mange → Augmentation de l'insuline → Stockage du sucre dans le foie
Production de graisses dans le foie

Mais les glucides nous poussent aussi, du fait de la dilution des protéines, à manger plus fréquemment, et généralement majoritairement des glucides. Pourquoi ?

Tout simplement parce que le glucose entraîne une plus forte glycémie et donc la production de davantage d'insuline par notre pancréas, une hormone permettant, entre autres, de le laisser entrer au cœur de nos cellules dans l'objectif de produire de l'énergie. Oui, mais voilà, ce substrat énergétique génère une affinité progressive de notre organisme pour les glucides ainsi que des pics glycémiques suivis de chutes, parfois brutales.

L'hypoglycémie est donc une réaction physiologique à un manque de glucides chez les personnes ayant rendu leur corps trop sensible au glucose au cours des années. Comprenez bien qu'à chaque fois que vous mangez des glucides, votre glycémie augmente puis la production d'insuline par votre pancréas rétablit une glycémie normale, généralement comprise entre 80 mg/décilitre et 110 mg/décilitre.

Chez les personnes sensibles aux glucides, cette glycémie peut chuter en dessous des 70 mg/décilitre et créer assez rapidement des symptômes tels que la faim, la transpiration, les tremblements et vertiges, une certaine confusion ou irritabilité, une vision floue et une grande fatigue. Cette situation peut donc être très difficile à gérer, surtout si elle se produit de façon chronique. La seule solution pour contrebalancer les effets d'une hypoglycémie est, à nouveau, de consommer des glucides.

À terme, vos cellules perdent leur sensibilité à l'insuline : l'insuline restée élevée et la glycémie a tendance à rester continuellement élevée entrecoupée de fortes hypoglycémies. C'est ce que l'on nomme l'insulino-résistance.

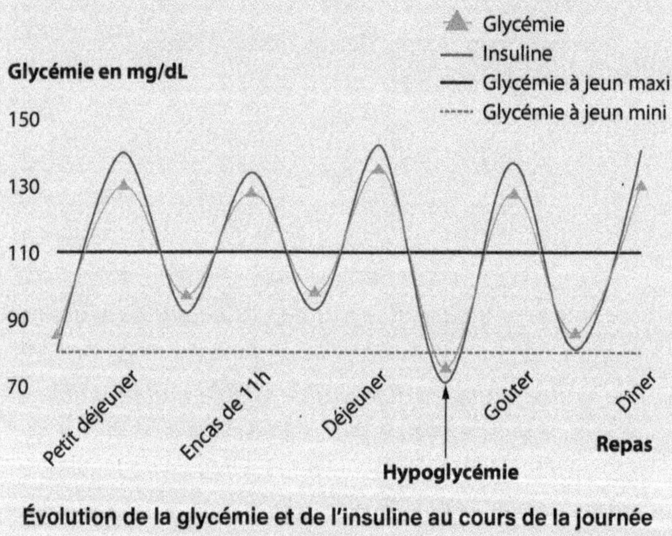

Évolution de la glycémie et de l'insuline au cours de la journée

Ainsi, comme vous avez besoin de glucides pour rétablir une glycémie normale, et comme les glucides sont les macronutriments les moins satiétogènes, il y a fort à parier que vous consommiez plus que vos besoins énergétiques ne l'exigent. À terme, vous prenez du poids, et l'excès de glucose non métabolisé par vos cellules finit sous forme de graisse soit sous la peau, soit sur vos organes.

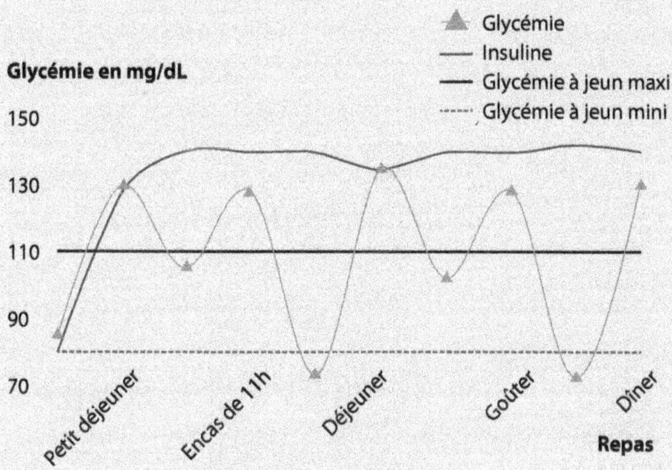

Système d'insuline résistance

L'émergence des fast-foods et de la tentation perpétuelle

Une autre composante clé du surpoids et des maladies chroniques est que nous n'avons pas évolué pour résister à la tentation alimentaire.

Prenez un exemple. Vous êtes en pleine nature, isolé de toute forme de civilisation. Vous n'avez pas mangé depuis trente-six heures, souffrez de la faim et tombez sur un cerisier plein de fruits. Qu'allez-vous faire ? Continuer votre chemin, faire des provisions ou manger le plus possible de cerises pour pallier votre faim intense ? Bien évidemment, vous mangerez tous les fruits jusqu'à satiété. Dans votre cerveau, votre hypothalamus vous ordonne de manger pour être sûr d'avoir de l'énergie. C'est un mécanisme normal et classique issu de notre évolution.

Imaginez maintenant que vous croisez des cerisiers toutes les trois heures et que votre faim est stimulée en continu. C'est exactement ce qui se produit aujourd'hui. Vous mangez trop et trop souvent…

Comme indiqué précédemment, les aliments transformés ont un ratio protéines/énergie particulièrement bas. Nous l'avons vu, cela stimule l'insuline, mais notre corps va également produire une autre hormone nommée dopamine, l'hormone du plaisir immédiat. Lorsque ces aliments transformés sont consommés, cette hormone procure une sensation de plaisir presque addictif. Elle nous pousse à chercher et à consommer davantage de nourriture tout au long de la journée. Ce processus complexe, mais bien maîtrisé, a permis l'émergence, aux États-Unis puis en Europe, des fast-foods.

Ce mode d'alimentation pratique et bon marché est aujourd'hui présent dans la rue, tout comme dans les bureaux. Il répond à un besoin fort d'alimentation plaisir immédiat, libérant le plus de dopamine possible. Mais ces fast-foods ont évidemment un ratio protéines/énergie particulièrement bas, nous poussant, vous l'avez compris à présent, à remanger quelques heures plus tard.

L'utilisation de la nutrition émotionnelle

Au-delà du marketing ciblé, des fast-foods et des pratiques commerciales intensives, l'industrie agroalimentaire sait comment vous faire peur et comment vous rassurer. L'utilisation d'études épidémiologiques n'est pas nouvelle. Ces études, souvent financées par de grands lobbies, vous confortent dans l'idée qu'un aliment peut vous tuer, ou vous sauver...

L'utilisation des médias, qu'ils soient digitaux ou traditionnels, est donc stratégique. En nous déstabilisant, par la diffusion d'informations souvent contradictoires, notre façon de nous alimenter devient plus émotionnelle que raisonnée. Nous ne savons plus où donner de la tête, nous ne savons plus sur quel blog nous rendre pour obtenir un conseil fiable en termes d'alimentation, et nous changeons notre modèle alimentaire semaine après semaine.

À titre d'exemple, nous pouvons citer les régimes végétariens et végétaliens (vegan), prenant le plus souvent appui sur des considérations écologiques et biologiques. Pourtant, manger du soja d'Asie, des bananes de Martinique, du café de Colombie ou du chocolat du Costa Rica est beaucoup moins écologique que de consommer du bœuf de Dordogne, bien loin de là. Il faut évidemment prendre en compte l'énergie grise utilisée, le transport, les phytochimiques utilisés, la destruction d'écosystèmes associés à la monoculture...

Un autre exemple est le nombre formidable d'études indiquant que le cholestérol peut être bon ou mauvais, laissant planer le doute sur l'ensemble de la population, quant à la fréquence et à la quantité d'œufs qu'ils peuvent consommer chaque semaine.

Cette nourriture dite émotionnelle ne nous donne pas de signal clair et fiable quant au type d'alimentation que nous devrions avoir, à la fois pour garantir notre société, notre équilibre nutritionnel, et l'impact écologique global que la production d'aliments peut engendrer. Résultat ? Vous mangez une alimentation le plus souvent inadaptée à vos besoins nutritionnels, reposant plus sur une idéologie, une stratégie médiatique savamment étudiée que sur une réalité physiologique et biologique.

Alors, pourquoi le jeûne ?

À ce stade, vous devez vous demander quel est le rapport avec le jeûne.

Dans un contexte de surabondance alimentaire et de surplus caloriques et glucidiques permanents, le jeûne se présente comme une solution simple, naturelle et physiologique de restaurer sa santé. L'idée derrière le jeûne est de vous apprendre à restaurer une sensibilité normale à l'insuline, ainsi qu'une vraie sensation de faim puis de satiété, à vous sortir de votre zone de confort pour vous permettre d'atteindre une santé durable et solide.

En effet, en mangeant moins régulièrement, vous redécouvrirez le plaisir de manger et la sensation d'avoir faim. Et cette sensation de faim est essentielle à votre bien-être. Redécouvrir la sensation originelle de la faim, du besoin de nourrir le corps plus que de le remplir, c'est redécouvrir une façon de s'alimenter, redécouvrir des saveurs, se réapproprier le vrai goût des aliments. Jeûner régulièrement, c'est redonner du souffle à votre corps et à votre physiologie, c'est lui donner la capacité d'aller chercher en lui les ressources nécessaires pour continuer d'avancer et pour fonctionner normalement.

Jeûner, c'est restaurer un rythme alimentaire issu de notre évolution. Il n'y a évidemment rien de naturel à manger si fréquemment. Et si nous avons évolué sur certains points depuis que nous sommes *Homo sapiens*, notre physiologie digestive est restée *stricto sensu* la même qu'il y a 250 000 ans, depuis nos dents, jusqu'à nos intestins. Jeûner se présente donc comme une manière de respecter sa physiologie primitive.

Jeûner, c'est également restaurer une sensibilité normale à l'insuline et par là même, éviter les hypoglycémies. En stabilisant votre glycémie, vous limitez la prise de poids, et vous permettez à vos cellules d'utiliser le maximum de leur potentiel en les habituant à ne pas dépendre des glucides pour fonctionner.

De la même façon, jeûner vous permettra d'aller stimuler l'utilisation des graisses corporelles en lieu et place du glucose. Ce processus de lipolyse est l'une des raisons pour lesquelles les régimes à glucides bas et cétogènes permettent de perdre du poids rapidement et sans sensation de faim.

Avoir plus d'énergie, redécouvrir une vraie sensation de faim, obtenir une meilleure sensibilité à l'insuline, stabiliser sa glycémie, contrôler son poids et diminuer le risque de déclencher des maladies : le jeûne serait-il une vraie cure de jouvence ? Non, mais c'est l'un des outils essentiels à la préservation de votre santé. Et vous allez le voir, le jeûne n'est pas une pratique nouvelle, issue de l'influence de quelques youtubeurs... Son origine est bien plus lointaine.

LES ORIGINES DU JEÛNE

Aux origines de notre physiologie : les chasseurs-cueilleurs

Jeûner consiste à s'abstenir de manger pendant une certaine période. Le jeûne est pratiqué depuis des siècles par des personnes de toutes cultures et religions, mais son origine véritable remonte au Paléolithique.

En effet, notre espèce, *Homo sapiens* est apparue probablement il y a environ 300 000 ans, au cours d'une période nommée Paléolithique. La vie à cette époque était bien différente de celle que nous connaissons aujourd'hui et probablement bien plus difficile.

Nos ancêtres étaient des chasseurs-cueilleurs nomades et se nourrissaient donc principalement des produits de la chasse et de la cueillette. C'est à cette époque également qu'ils ont appris à maîtriser la taille d'outils en pierre, nécessaires à la chasse. Pour autant, trouver à manger n'était pas chose aisée.

Bien que la cueillette représentât une part non négligeable de l'alimentation des chasseurs-cueilleurs, la chasse était le moyen le plus sûr de garantir un surplus calorique important et donc la survie du groupe. Elle permettait évidemment de se nourrir, mais également de se vêtir et d'obtenir un certain nombre de matières premières, telles que les os. La chasse était une activité risquée au cours de laquelle une simple blessure pouvait signer un arrêt de mort. La dépense énergétique était importante et les résultats pas toujours à la hauteur des attentes.

Lors de la saison froide, les chasses étaient généralement moins fructueuses et plus exigeantes énergétiquement. En plus de devoir lutter contre le froid et les éléments, les premiers hommes devaient faire face à une plus grande rareté des ressources animales, ce qui rendait les phases d'alimentation moins fréquentes et moins fastes. Le jeûne et la restriction calorique étaient donc fréquemment au menu. Et c'est précisément au Paléolithique que se sont forgés notre physiologie digestive et un grand nombre de processus métaboliques destinés à nous permettre de faire face au manque alimentaire. Nous nous sommes donc réellement adaptés à des périodes plus ou moins longues de privation de nourriture.

La flexibilité métabolique, clé de la bonne santé

La capacité de nos ancêtres chasseurs-cueilleurs à ne pas manger pendant des périodes plus ou moins étendues sans en souffrir dépendait principalement de la quantité de graisse corporelle disponible et de leur flexibilité métabolique. C'est précisément cette flexibilité métabolique que nous avons perdue aujourd'hui et qu'il est possible de restaurer au travers du jeûne. La façon dont nos cellules réagissent à l'absence de nourriture est un très bon marqueur de notre santé métabolique globale.

Si vous êtes régulièrement sujet à des hypoglycémies dès que vous faites du sport le ventre vide, votre flexibilité métabolique est très faible. Si en revanche, tenir aléatoirement seize heures à dix-huit heures de jeûne sans avoir de sensation de faim intense ni d'hypoglycémie vous est facile, vous disposez alors d'une bonne flexibilité métabolique. On pourrait décrire la flexibilité métabolique comme la capacité de l'organisme à s'adapter en permanence et à utiliser différents types de substrat énergétique selon les différentes conditions environnementales et de la disponibilité des ressources énergétiques. Si je voulais simplifier, cette flexibilité métabolique se traduirait comme la capacité de votre organisme à passer d'une source d'énergie à une autre de manière fluide et linéaire en fonction des exigences énergétiques et de votre organisme.

Le jeûne, au même titre que les régimes à glucides bas ou l'exercice intensif et l'exposition au froid, est un excellent outil pour entraîner votre corps à acquérir cette flexibilité métabolique dont disposaient nos ancêtres du Paléolithique.

Cette flexibilité métabolique vous protège d'un grand nombre de pathologies telles que celles associées au syndrome métabolique qui prédispose notamment aux pathologies cardiovasculaires et au diabète de type 2.

ZOOM SUR LE SYNDROME MÉTABOLIQUE

Le syndrome métabolique est défini par différents troubles de santé associés :

- un tour de taille élevé avec un indice de masse corporelle lui aussi élevé ;
- une pression artérielle supérieure à la normale ;
- une glycémie à jeun élevée ;
- un bilan lipidique mauvais présentant un taux de triglycérides élevé, une hémoglobine glyquée élevée et un taux bas de HDL.

Comme vous pouvez le voir, acquérir ou restaurer une bonne flexibilité métabolique est donc essentiel à votre santé et à votre longévité. Pratiquer le jeûne de façon intermittente, c'est respecter un équilibre acquis au travers de millénaires d'évolution permettant à la fois de prévenir ou de guérir les maladies.

C'est d'ailleurs pour cette raison que les animaux ou les enfants pratiquent naturellement le jeûne lorsqu'ils sont malades. Ils cherchent à activer un certain nombre de processus physiologiques associés à la guérison, grâce à leur grande flexibilité métabolique. Il n'y a donc rien de naturel à se forcer à manger quand on est malade. Il est très important, dans la maladie, de toujours écouter sa faim.

Les anciens l'avaient bien compris et le jeûne fut rapidement utilisé comme un outil de choix, au même titre que la phytothérapie, dans la panoplie des outils thérapeutiques existants.

LE JEÛNE, UNE PRATIQUE ANCESTRALE

Les premières traces de jeûne thérapeutique remontent à l'Égypte ancienne. À l'instar de nombreux autres peuples, les Égyptiens pratiquaient le jeûne pour des raisons médicales, religieuses et spirituelles.

En effet, les soignants égyptiens et les sages avaient bien compris que le jeûne pouvait avoir des effets bénéfiques pour traiter certaines pathologies telles que la diarrhée, la constipation et, de manière plus générique, les troubles gastro-intestinaux, mais également certaines maladies dermatologiques. On en retrouve une référence précise dans le papyrus Ebers, l'un des plus anciens textes médicaux au monde datant d'environ 1550 avant notre ère, où les chercheurs ont pu découvrir que le jeûne était recommandé comme traitement pour diverses affections, notamment les maux de tête, la fièvre* et la constipation, mais aussi pour préparer le corps à une opération chirurgicale.

* https://www.ncbi.nlm.nih.gov/pmc/articles/PMC4786079/.

Le jeûne était également un moyen pour les pratiquants de montrer aux dieux le sérieux de leur requête de résurrection de leur proche décédé. Il semblait évident que les dieux seraient plus disposés à répondre aux prières d'une personne qui s'abstenait de toute consommation alimentaire.

Un peu plus tard, en 400 avant Jésus-Christ en Grèce, Hippocrate recommandait le jeûne comme un moyen efficace de purifier le corps et de permettre une guérison rapide. Il pensait notamment que le jeûne modifiait en profondeur la qualité de la circulation sanguine et de la lymphe. Les enseignements d'Hippocrate constituent la base de la médecine occidentale et la pratique du jeûne qu'il recommandait est toujours intégrée au sein de protocoles thérapeutiques holistiques dans de nombreux pays du monde*.

De la même façon, le philosophe stoïcien Sénèque pensait que le corps devait être mis à rude épreuve, mais de façon ponctuelle, pour lui permettre de se renforcer. C'est l'un des piliers de la philosophie stoïcienne. Dormir à même le sol, avoir froid et faim était pour lui une façon simple de mieux se concentrer sur ses pensées et d'atteindre ainsi une plus grande clarté d'esprit. Les écrits de l'auteur américain Ryan Holiday, dont les incontournables *L'ego est l'ennemi* ou *L'obstacle est le chemin*, font référence au jeûne stoïcien comme un moyen simple de reprendre le contrôle de ses émotions.

Au Moyen Âge, le jeûne était une pratique courante chez les chrétiens qui le considéraient comme un moyen simple de se faire pardonner leurs péchés. C'était également

* https://www.alimentarium.org/en/fact-sheet/voluntary-fasting.

l'occasion de préparer un certain nombre de fêtes religieuses, notamment le mercredi des Cendres, le Vendredi saint et le Carême, pendant lesquels les chrétiens doivent s'abstenir de consommer de la viande, des produits laitiers et des œufs.

Bien évidemment, nous retrouvons aussi le jeûne dans les cultes juifs et musulmans. Célébrée depuis plus de trois mille ans, Yom Kippour est un jour spécial pour les Juifs au cours duquel les croyants passent la journée à la synagogue pour prier et être expiés de leurs péchés. À l'occasion de cette journée particulière, les Juifs pratiquent le jeûne, ne se lavent pas et n'ont aucune relation sexuelle.

De la même façon, les musulmans utilisent le jeûne depuis des millénaires comme un outil de purification et d'engagement spirituel. D'une durée de vingt-neuf ou trente jours en fonction des années, le jeûne du ramadan est une pratique majeure du calendrier islamique. Pendant cette période, les musulmans s'abstiennent de manger, de boire, de fumer ou d'avoir des relations sexuelles de l'aube au coucher du soleil. Le soir venu, ils se réunissent pour prier, rompre leur jeûne et passer du temps avec leurs familles et leurs amis.

On retrouve également le jeûne depuis des millénaires dans les contrées asiatiques. Dans le bouddhisme, il est considéré comme une forme d'ascèse pouvant aider les adeptes à se purifier et à se concentrer sur leur pratique. Certains bouddhistes adoptent le jeûne pour une journée ou une semaine alors que d'autres peuvent étendre cette pratique qu'ils considèrent pleinement comme méditative pendant plusieurs semaines.

Dans le shintoïsme, le jeûne, nommé imi, est considéré comme une forme de purification permettant un accès privilégié à la pénitence et à la bénédiction des dieux, les Kamis. À l'inverse d'autres religions, les shintoïstes pratiquent une forme plus libre de jeûne.

En Inde, dans l'ayurvéda, une médecine vieille de plus de cinq mille ans, le jeûne est utilisé par les médecins ayurvédiques pour rééquilibrer les humeurs. Pour l'ayurvéda, ces humeurs (Vata, Pitta et Kapha) sont responsables d'un grand nombre de processus physiologiques tels que la digestion, l'absorption, et l'élimination. Lorsqu'elles sont déséquilibrées, ces humeurs modifient la façon dont notre corps métabolise les nutriments, gère l'inflammation ou module la digestion. Le jeûne est alors un moyen de stabiliser et de réinitialiser le processus naturel de ces humeurs. Le jeûne est généralement accompagné d'une variété de pratiques spécifiques destinées à soutenir le malade sur le chemin de la guérison.

Mais nous retrouvons aussi l'utilisation du jeûne depuis des temps immémoriaux chez les Amérindiens, en particulier chez les Navaros et les Cherokees, mais aussi chez les Indiens yanomamis par exemple.

Le jeûne restaure notre physiologie ancestrale

Comme nous pouvons le voir, loin d'être une mode poussée par les gourous de la santé sur les réseaux sociaux, le jeûne est une pratique millénaire, utilisée par la plupart des peuples sur terre.

Cette pratique, transmise de génération en génération par toutes les civilisations du monde a toujours été utilisée avec raison et discipline, soit dans un cadre purement thérapeutique, soit pour des motifs spirituels et religieux et toujours dans le but de laisser notre corps et notre esprit reprendre contact avec notre essence, ce qui nous anime, notre énergie propre.

Le jeûne, c'est la fusion du corps et de l'esprit. C'est une façon de restaurer la formidable capacité de résilience de notre organisme, parfois soumis à rude épreuve. Le jeûne n'est pas un chamboulement du mode de vie, c'est une parenthèse que vous vous offrez pour accéder à une forme de calme intérieur, de sérénité physique et mentale. Votre corps le sait et c'est précisément pour cela qu'il est utilisé depuis toujours.

Mais pour mieux connaître le jeûne, il faut en comprendre la physiologie et les mécanismes en jeu lorsque vous privez votre organisme d'alimentation pendant un laps de temps.

COMPRENDRE LA PHYSIOLOGIE DU JEÛNE

Les grands principes du jeûne

Le jeûne est à la mode. Il n'y a pas un blog, un site, un magazine qui ne parle pas de jeûne aujourd'hui. La majorité des influenceurs le présentent comme d'une « technique » exceptionnelle pour perdre du poids, gagner en énergie, se protéger des maladies et même guérir du cancer. Tout n'est pas faux, mais c'est largement exagéré, souvent mal compris et surtout le jeûne n'est pas une technique, mais un outil devant être intégré à d'autres pratiques pour révéler son incroyable potentiel.

Mais avant de rentrer dans la physiologie du jeûne à proprement parler, il faut réaliser un effort de clarification et de vulgarisation du terme « jeûne ». Qu'entend-on par « jeûne » ? Combien de temps dure un jeûne ? Doit-on le faire tous les jours, et combien de calories cela représente sur une journée ?

Pour être très clair, la logique de jeûne se définit littéralement comme la « privation volontaire, imposée ou accidentelle de toute nourriture* ». Elle se distingue de la famine et des troubles du comportement alimentaire (TCA) par les bénéfices santé ou spirituels qu'elle apporte.

Quelle que soit sa durée, et donc son intensité, le jeûne ne doit jamais créer de fonte musculaire, de déficit calorique prolongé, de perturbations hormonales critiques ou de « famine » métabolique. En gros, le jeûne signifie ne rien manger pendant une durée plus ou moins longue sans « affamer » l'organisme. Les maîtres mots du jeûne sont donc « Écoute » et « Raison ».

- « Écoute », car la priorité est d'écouter la façon dont son corps réagit à la privation de nourriture. L'ensemble des signaux renvoyés par l'organisme doivent donc être entendus, analysés et respectés pour ne pas vous mettre en danger, d'où l'importance d'être accompagné si nécessaire. Reconnaître une hypoglycémie, une chute électrolytique (bouche sèche, migraine, fatigue intense…) ou une famine est la règle numéro un. Le jeûne, c'est avant tout savoir se fixer des limites et les respecter. Il n'y a et n'y aura jamais de compétition dans le jeûne.
- « Raison », car il faut savoir être raisonnable dans la pratique du jeûne. Je vois, dans ma pratique de naturopathe, trop de personnes n'ayant jamais jeûné auparavant se lancer

---

* https://www.dictionnaire-academie.fr/article/A9J0209.

dans un jeûne de quarante-huit ou soixante-douze heures, d'une semaine voire plus. C'est non seulement déraisonnable, mais surtout dangereux et contre-productif. Pratiquer le jeûne avec raison, c'est simplement adopter progressivement cet outil. Le jeûne s'utilise avec parcimonie pour garantir des résultats durables et pour s'insérer naturellement dans votre mode de vie. Le jeûne peut devenir une routine s'il est pratiqué avec raison et toujours dans le respect de vos limites physiques et mentales.

Le jeûne s'oppose donc à la famine. Pour autant, considérez le jeûne comme une forme de restriction calorique maîtrisée. On parle de restriction calorique quand on diminue le nombre de calories ingérées pendant vingt-quatre heures d'environ 25 à 30 % des calories généralement consommées. Elle peut se faire sur chaque repas ou en utilisant le jeûne comme levier pour diminuer sa consommation calorique sur le reste de la journée. Cette restriction calorique offre, chez la plupart d'entre nous, de formidables bénéfices santé. De nombreuses études ont montré que la restriction calorique contrôlée est généralement très favorable à la santé et à la longévité. Elle induit un meilleur contrôle du poids corporel, une stabilisation de la glycémie, une diminution du cholestérol, de l'inflammation et de la pression artérielle comme l'ont prouvé les travaux du Dr Jason Fung*. L'utilisation de la restriction calorique au travers du jeûne peut ainsi réduire le risque de développer des maladies chroniques comme le diabète de type 2, le cancer ou les maladies cardiovasculaires.

* https://www.ncbi.nlm.nih.gov/pmc/articles/PMC6194375/.

L'intérêt du jeûne court

L'objectif de ce livre n'est pas de vous présenter le jeûne de plusieurs jours ou le jeûne thérapeutique long, car les implications ne sont pas les mêmes et parce que ce type de jeûne doit toujours se faire sous supervision médicale et encadré par des personnes qualifiées pour cette pratique. En revanche, nous allons davantage explorer l'intérêt d'une pratique régulière du jeûne court (< 24 heures) et la façon de le mettre en place. Considérez ce qui va suivre comme une introduction au jeûne, domaine que je vous invite à étudier plus en profondeur tant il est passionnant. Dans tous les cas, je me ferai un plaisir de vous accompagner dans la mise en place du jeûne dans votre quotidien.

Par « jeûne court », on définit une durée standard de douze heures de jeûne et donc douze heures de fenêtre d'alimentation sur une journée de vingt-quatre heures si vous décidez de réduire votre fenêtre d'alimentation à dix heures, alors, vous jeûnez quatorze heures, si vous décidez de réduire votre fenêtre d'alimentation à huit heures, alors, vous jeûnez seize heures et ainsi de suite. Vous pouvez ne manger qu'un repas sur la journée au cours d'une fenêtre d'alimentation de quatre heures pour vingt heures de jeûne. Ce type de jeûne, nommé OMAD (One Meal a Day) est généralement réservé aux personnes souhaitant utiliser le jeûne comme un outil de gestion du poids ou dans un but thérapeutique, mais entraîne le plus souvent une fonte musculaire relativement significative (sarcopénie) s'il n'est pas supporté par des séances régulières de musculation.

Le jeûne court peut donc être utilisé au quotidien ou plusieurs fois dans la semaine avec des intensités variables. Vous pouvez par exemple jeûner vingt heures le lundi, quatorze heures le mercredi et seize heures le vendredi. L'idée est de mettre à l'épreuve votre corps, de le forcer à s'adapter à des fenêtres d'alimentation plus ou moins longues, à stimuler votre physiologie pour restaurer une vraie flexibilité métabolique, celle recherchée dans la pratique du jeûne.

JEÛNE « INTERMITTENT » ET FENÊTRE D'ALIMENTATION

Je ne suis pas particulièrement fan du terme de jeûne « intermittent », car le jeûne est nécessairement « intermittent » *de facto*. Il consiste à alterner une phase de restriction alimentaire et une phase d'alimentation, ce qui est logique. Nous respirons de façon intermittente, dormons de façon intermittente et bougeons de façon intermittente. Dans le cadre d'un jeûne régulier, voire quotidien, je préfère donc parler de « fenêtre d'alimentation » et de « jeûne court », ce qui me semble plus significatif.

Une fenêtre d'alimentation est une période faite d'un ou plusieurs repas et d'un jeûne le reste du temps. Cette fenêtre d'alimentation peut donc être plus ou moins longue et c'est elle qui détermine la durée du jeûne. C'est la première bouchée du premier repas et la dernière bouchée du dernier qui définissent la durée de la fenêtre d'alimentation.

D'un point de vue physiologique, la fenêtre d'alimentation idéale semble être de huit heures (donc seize heures de jeûne).

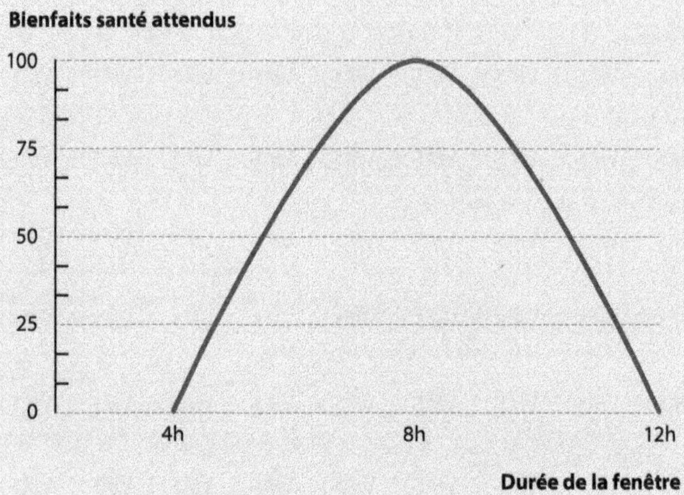

Fenêtres d'alimentation et bienfaits santé

Comprendre les voies métaboliques

Comment cette flexibilité métabolique est-elle induite par la pratique du jeûne et surtout, que se passe-t-il dans notre corps lorsque nous jeûnons une partie de la journée ? Avant d'aller plus loin, vous devez maîtriser les notions d'anabolisme et de catabolisme et leur rôle critique dans la pratique du jeûne.

Catabolisme et anabolisme

Le catabolisme et l'anabolisme sont deux processus métaboliques opposés et complémentaires. D'un côté, le catabolisme peut être défini comme la dégradation de molécules complexes en molécules plus simples alors que l'anabolisme va avoir l'effet opposé.

- Dans le processus catabolique, les molécules simples produites à partir de molécules complexes vont permettre de produire de l'énergie dans la mitochondrie, la centrale énergétique de vos cellules. Le catabolisme est **un processus de dégradation** qui va entraîner une altération et une décomposition d'un certain nombre de tissus « morts », et donc de cellules mortes ou endommagées. Le jeûne est un processus catabolique.
- À l'inverse, le processus anabolique est **un processus de construction**, responsable de la croissance et de la réparation des tissus. En utilisant l'énergie produite et stockée par catabolisme, votre corps va alors construire de nouveaux tissus ou réparer les tissus endommagés par la synthétisation de molécules complexes. La musculation est donc un processus anabolique qui implique, lors de la phase de récupération, la construction de nouveaux tissus par la synthétisation de molécules complexes à partir de molécules plus simples et de l'énergie disponible.

Comme vous pouvez le voir, le catabolisme et l'anabolisme sont deux processus importants et complémentaires, car l'un produit l'énergie nécessaire à l'action de l'autre.

Comment le corps fait-il face à la privation d'énergie ?

Dans le cadre du jeûne, nous allons stimuler une protéine nommée AMPK (protéine kinase activée par l'adénosine monophosphate) qui va entraîner un ensemble de processus cataboliques dans notre corps.

Lorsque vous jeûnez ou lorsque vous dormez, vous privez votre organisme de l'énergie apportée initialement par l'alimentation.

Pour faire face à cette privation d'énergie, votre organisme stimule la production de cette protéine qui elle-même va trouver d'autres sources d'énergie pour permettre à vos cellules de faire face à cette privation d'énergie et aux dommages qu'elle pourrait créer sur la durée. Ces sources d'énergie sont le glycogène, les graisses corporelles et les corps cétoniques, dont nous parlerons plus en détail.

En effet, sans énergie, vos cellules ne peuvent pas fonctionner correctement. C'est pour cette raison que lorsque vous faites une hypoglycémie, les symptômes associés sont des signaux soulignant la difficulté qu'ont vos cellules à faire face au manque d'énergie.

AMPK est donc un facteur clé de la production d'énergie au cours du jeûne. Mais cette protéine joue également un rôle majeur dans le métabolisme des glucides (et donc dans la sensibilité à l'insuline) et dans celui des lipides (en mobilisant le cholestérol). Elle agit aussi comme facteur limitant dans la synthèse protéique, très gourmande en énergie.

Mais AMPK intervient surtout dans la signalisation cellulaire, c'est-à-dire dans la capacité de vos cellules à survivre, à mourir (l'apoptose cellulaire) ou à se répliquer correctement. De nombreuses études ont montré que cette protéine peut permettre de restaurer la sensibilité à l'insuline, diminuer les dommages oxydatifs et la calcification artérielle et diminuer la graisse viscérale, comme dans le cadre par exemple de la maladie du foie gras (stéatose hépatique).

Pour résumer, comprenez qu'AMPK permet de stimuler le renouvellement cellulaire et de débarrasser votre corps des cellules endommagées. Ainsi, lorsque vous jeûnez, vous offrez à votre organisme une bouffée d'air frais le laissant se régénérer en profondeur, au niveau cellulaire. Dans la pratique, cela se traduit par une meilleure capacité de concentration et une énergie décuplée.

Pour autant, de la même façon que le catabolisme et l'anabolisme jouent des rôles opposés, mais complémentaires, AMPK agit de concert avec une autre protéine, anabolique, nommée mTOR (cible mécanistique de la rapamycine) et qui intervient notamment lorsque vous mangez, en présence de sucre sanguin et d'insuline, lorsque vous pratiquez la musculation ou que vous êtes particulièrement stressé.

Comprenez que tout est question d'équilibre. Trop de jeûne surstimule AMPK et bloque la croissance ; trop d'alimentation, de sport et de stress surstimulent mTOR, accélèrent la croissance et donc le vieillissement cellulaire. Ainsi, un enfant mal nourri ou en sous-nutrition verra sa courbe de croissance chuter et ses muscles s'atrophier alors qu'un *bodybuilder* cherchant l'hypertrophie musculaire verra ses muscles grossir rapidement, au détriment le plus souvent de sa longévité et du renouvellement cellulaire.

Résumons. Si le rôle d'AMPK est de permettre de mettre le corps en réserve, de régénérer et d'assurer une bonne signalisation cellulaire, le rôle de mTOR est tout simplement d'assurer et de réguler la croissance et la prolifération des cellules. Elle bloque AMPK et donc l'apoptose et l'autophagie. Mais mTOR est aussi impliquée dans la régulation de l'inflammation, dans l'activation de notre système immunitaire et dans la croissance d'un certain nombre de nos cellules nerveuses. Elle intervient aussi dans la dégradation des glucides, des lipides et des protéines pour reconstruire et renforcer les tissus... Son activation est donc indispensable à notre équilibre métabolique.

Malheureusement, sa fonction anabolique est aussi considérée comme un facteur stimulant la prolifération des cellules cancéreuses lorsqu'elles apparaissent. En effet, puisque la protéine mTOR stimule la croissance, la division, la survie et la prolifération cellulaire *via* la synthèse des protéines, il faut bien comprendre qu'elle ne fait pas le tri dans le type de cellules et de tissus à répliquer, d'où sa capacité à stimuler également la croissance tumorale. Plus précisément, dans le cas de tumeurs, mTOR est même suractivée et stimule la synthèse d'ADN, la division cellulaire au maximum et l'angiogenèse (la création de nombreux petits vaisseaux qui vont alimenter les tumeurs en oxygène et en nutriments). Enfin, notons que cette protéine est très gourmande en énergie pour assurer l'ensemble des rôles dans lesquels elle intervient.

Vous comprenez donc que AMPK et mTOR assurent un équilibre fondamental à notre organisme et que la surstimulation de l'un peut entraîner l'inefficacité de l'autre ou une dégénérescence métabolique, à l'instar des cancers. Notre corps nous offre encore une fois la preuve qu'il est une machine merveilleuse où tout agit en harmonie si les conditions sont réunies. C'est également pour cette raison qu'AMPK (et par extension le jeûne) et les inhibiteurs de mTOR sont utilisés dans un cadre thérapeutique pour traiter de nombreuses maladies métaboliques comme le diabète ou le cancer par exemple.

L'idéal est donc tout simplement d'alterner quotidiennement des phases cataboliques, stimulant AMPK et les voies métaboliques de régénération et de dégradation, pendant une partie de votre temps, et de stimuler mTOR et les voies métaboliques de réparation et de croissance le reste du temps. En d'autres termes, d'alterner phases de jeûne et phase d'alimentation et d'activité physique.

En conclusion, retenez que le jeûne, utilisé conjointement avec une alimentation adaptée à votre activité physique et à un sommeil de qualité, permet d'assurer un équilibre parfait entre régénération et croissance.

LES BIENFAITS RECONNUS DE LA PRATIQUE DU JEÛNE COURT

Pour vous permettre de comprendre l'intérêt d'intégrer le jeûne au quotidien, nous allons passer en revue les principaux avantages du jeûne et de quelle façon il impacte notre physiologie. Vous allez voir comment utiliser le jeûne de façon optimale et l'intégrer dans votre routine quotidienne.

Le jeûne vous apporte plus d'énergie

Maintenant que vous avez compris les principes de catabolisme et d'anabolisme, vous devez comprendre pourquoi le jeûne est important dans la régulation de notre énergie, et en particulier dans la façon dont nos cellules produisent et utilisent l'énergie disponible. Car sans énergie, il n'y a pas de vie.

Notre corps fonctionne à partir de l'énergie. Sans une énergie provenant de l'alimentation, le corps peut malgré tout en produire lui-même (*via* AMPK), nous l'avons vu. Mais il convient aussi d'assurer à votre corps des réserves d'énergie pour permettre d'engager les processus anaboliques (*via* mTOR) et les différents facteurs de croissance.

Le stockage et la mobilisation de l'énergie sont donc des concepts clés qui, nous allons le voir, jouent un rôle majeur pendant le jeûne.

Les glucides, le carburant principal de la plupart d'entre nous

Nous disposons de plusieurs sources d'énergie différentes permettant à notre corps de fonctionner normalement. La source d'énergie principale est notre alimentation. Nos aliments sont composés de plusieurs nutriments, dont les trois macronutriments que sont les glucides, les lipides (graisses) et les protéines.

Les glucides ingérés sont décomposés en glucose qui est absorbé dans notre circulation sanguine *via* l'intestin puis transporté vers nos cellules pour assurer un processus nommé respiration cellulaire. En effet, le glucose n'est pas utilisable en l'état et c'est cette respiration cellulaire qui va assurer la transformation du glucose en une énergie directement utilisable par nos cellules : l'adénosine triphosphate ou ATP. La métabolisation du glucose en ATP est réalisée par de petits organites présents à l'intérieur de nos cellules nommées mitochondries. Ce sont nos centrales énergétiques internes.

Ces mitochondries vont assurer, dans un processus complexe nommé cycle de Krebs, une oxydation du glucose ou glycolyse qui donnera lieu à la production d'acide pyruvique puis de dioxyde de carbone (CO_2) et d'eau. Cette réaction entraîne la production et la libération d'énergie par nos cellules sous la forme d'ATP. On parle alors de réaction exothermique. C'est cette forme d'énergie que nos cellules utilisent pour fonctionner correctement.

L'ATP joue un rôle majeur dans différents processus biologiques comme la contraction musculaire, le maintien de la température corporelle (homéothermie), la digestion ou encore le catabolisme. Il est donc indispensable pour notre organisme qu'il sache comment produire et utiliser l'ATP.

Si la quantité de glucose dans le sang dépasse la capacité de métabolisation d'ATP, notre foie et nos muscles vont alors stocker une autre forme d'énergie, moins disponible que l'ATP, nommée glycogène. Ce glycogène n'est ni plus ni moins qu'une chaîne de molécules de glucose liées les unes aux autres. Mais l'inconvénient majeur du glycogène est que cette source d'énergie, une fois stockée, est moins disponible que l'ATP, car elle doit d'abord être (re)convertie en glucose pour être ensuite convertie à nouveau en ATP. C'est un processus long et énergivore. En outre, notre corps peut conserver environ 400 g de glycogène.

Lorsque vous jeûnez, les niveaux de glucose diminuent et votre corps va donc en priorité et progressivement utiliser toute l'ATP disponible. Une fois l'ATP épuisée, votre foie va libérer le glycogène stocké pour le métaboliser à nouveau en ATP et bénéficier ainsi d'une nouvelle source d'énergie. La conversion du glycogène en ATP a généralement lieu au bout de quatre heures de jeûne et l'ensemble du glycogène est épuisé (mais cela dépend grandement des personnes et de leur activité physique pendant le jeûne) au bout de quatorze à soixante-douze heures de jeûne.

En parallèle de la métabolisation du glycogène en ATP se déroule, au bout de sept ou huit heures de jeûne, un autre processus nommé néoglucogenèse. Ce processus permet de produire du glucose à partir de composés non glucidiques (le lactate, le glycérol et les acides aminés). Cette néoglucogenèse, qui se déroule dans le foie et les reins, est un processus complexe et très énergivore, mais indispensable à l'équilibre du glucose dans le sang.

C'est une forme de sécurité énergétique en particulier pour nourrir un organe particulièrement gourmand en énergie : le cerveau. Mais celui-ci possède l'avantage, pour satisfaire ses besoins, de pouvoir utiliser une autre forme d'énergie beaucoup plus disponible et facile à métaboliser nommée corps cétoniques.

Les corps cétoniques, l'énergie originelle

Les corps cétoniques sont des composés chimiques énergétiques produits dans notre foie en l'absence de glucose. Ils sont au nombre de trois : l'acétone, l'acétoacétate et le β-hydroxybutyrate. Ils n'ont rien à voir avec la néoglucogenèse qui est un processus de métabolisation du glucose.

Notre corps produit des corps cétoniques tout simplement parce que les organes indispensables à notre survie ont besoin d'une énergie immédiate et continue, ce qui n'est pas le cas lorsque le glucose, l'ATP et le glycogène sont épuisés.

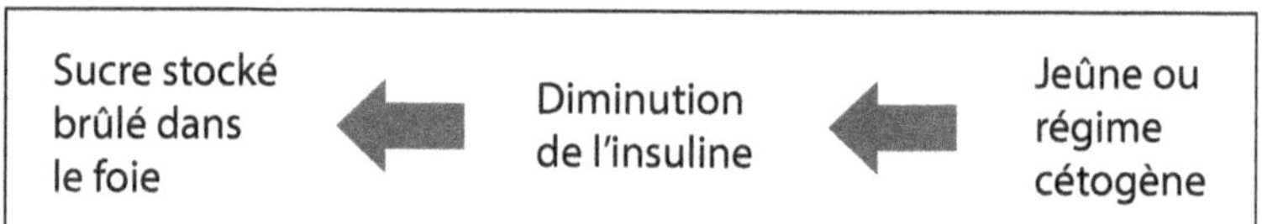

Néoglucogenèse : le processus inversé du stockage de glycogène
Source : *Code diabète*, Jason Fung.

Si nous comptions uniquement sur le glucose, le glycogène et la néoglucogenèse, nous n'aurions pas suffisamment d'énergie pour rester en vie au-delà de deux jours de restriction alimentaire. Alors, l'évolution a permis de garantir à notre organisme de produire une autre énergie, celle-ci à l'aide des graisses corporelles. Eh oui, au Paléolithique, les hivers pouvaient être longs et il n'y avait ni fruit, ni légume, ni miel, ni céréales pendant ces périodes glaciales. Le glucose était donc tout simplement absent. Nous avons dû nous adapter et c'est en utilisant les graisses alimentaires ainsi que nos propres graisses corporelles que nous avons pu trouver l'énergie qui nous manquait.

Il y a deux façons complémentaires de produire des corps cétoniques :

1. Consommer au quotidien une alimentation très basse en glucides et riche en graisses. Ce régime alimentaire dit cétogène nécessite de consommer moins de 20 g de glucides par jour et 60 % de ses calories en graisses.
2. Jeûner régulièrement au minimum quatorze heures par jour pour utiliser nos propres graisses corporelles. Ce processus se nomme lipolyse. Pendant la lipolyse, vos graisses corporelles sont littéralement brûlées pour être transformées en ATP pendant un processus nommé β-oxydation au cours duquel nos acides gras sont extraits de nos adipocytes pour produire, dans notre foie, ces fameux corps cétoniques.

Ainsi, lorsque vous jeûnez plus de quatorze heures, vous commencez à produire ces corps cétoniques d'une part en raison de la baisse du glucose, et d'autre part parce que, nous venons de le voir, la production d'énergie à partir du glycogène et des acides aminés est un processus complexe et énergivore.

Plus votre glucose diminue, plus les niveaux de corps cétoniques dans le sang vont augmenter. Le principal avantage des corps cétoniques est qu'ils ne nécessitent pas d'insuline pour être utilisés, contrairement au glucose, et sont donc disponibles beaucoup plus rapidement pour notre corps et de façon continue, sans créer d'hypoglycémie (pour peu que vous ne consommiez pas de glucides bien sûr). Un autre avantage est que les corps cétoniques permettent de produire, *via* la respiration cellulaire, beaucoup plus d'énergie que le glucose.

En effet, lorsqu'on se penche sur le mécanisme de la respiration cellulaire, on note qu'une molécule de glucose peut produire à elle seule 32 à 36 unités d'ATP. En comparaison, une molécule de corps cétoniques produit à elle seule 120 à 160 unités d'ATP soit 400 % plus d'énergie que le glucose. Vous comprenez alors pourquoi les gens qui jeûnent ressentent une grande clarté d'esprit, le cerveau étant l'organe du corps humain possédant la plus forte concentration de mitochondries, et donc de capacités énergétiques.

Vous êtes alors dans un état dit de cétose au cours de laquelle votre corps produit continuellement des corps cétoniques (et donc beaucoup d'énergie) en lieu et place de l'utilisation du glucose et du glycogène.

C'est précisément cet état de cétose que nous recherchons au cours du jeûne pour gagner en énergie et moins compter sur l'insuline pour faire fonctionner notre organisme. Mais évidemment, si vous consommez beaucoup de glucides pendant votre fenêtre d'alimentation, il est beaucoup plus complexe et long pour votre corps de tomber en cétose pendant les phases de jeûne.

Ainsi, lorsque vous êtes céto-adapté et en jeûnant régulièrement, vous permettez à votre corps de tomber régulièrement dans un état de cétose.

C'est pourquoi, si vous vous sentez fatigué, manquant de motivation et de peps, rechercher cet état de cétose peut grandement vous aider. Et c'est au travers du jeûne court quotidien et d'une consommation très limitée de glucides que vous y arriverez le plus rapidement.

COMMENT SAVOIR SI L'ON EST EN CÉTOSE ?

Il existe deux indicateurs.

- L'un consiste à vous munir d'un lecteur de glycémie et de cétonémie, tel que Keto-Mojo, ou de bandelettes urinaires spécialement dédiées à cet effet. Cet outil vous permet de mesurer un indice, le GKI, qui est le ratio du glucose/corps cétoniques. Ce ratio est essentiel pour identifier votre niveau de cétose réel et son impact sur votre énergie et votre santé.
- L'autre est plus subtil. En raison de la production d'acétone, l'un des trois corps cétoniques mentionnés plus haut, votre haleine a comme une odeur de vernis à ongles, d'acétone. C'est un signe marqué de cétose.

Le jeûne peut vous faire maigrir (un peu)

Le jeûne est également une composante clé de la gestion d'un poids physiologique. Plusieurs raisons expliquent son efficacité dans la perte de poids.

Moins de calories

Tout d'abord, c'est dans la restriction calorique qu'il faut chercher une explication. Lorsque vous jeûnez, vous limitez volontairement votre apport calorique en sautant un repas et en limitant la fenêtre d'alimentation. Une réduction quotidienne de l'apport calorique entraîne une perte de poids progressive.

Un métabolisme basal accéléré

Ensuite, le jeûne stimule votre métabolisme de base. Le métabolisme de base, ou métabolisme basal, représente la quantité minimale d'énergie dont votre corps a besoin pour maintenir ses fonctions vitales de base au repos. En d'autres termes, c'est la quantité d'énergie (exprimée en calories) que votre corps dépenserait si vous étiez complètement au repos toute la journée.

Pendant que vous jeûnez, et contrairement à ce que l'on pourrait penser, vous accélérez directement votre métabolisme de base pour lui permettre de produire et de redistribuer cette énergie. En l'absence de nourriture, votre corps se met en mode « réserve » et va donc produire de l'énergie, *via* la voie métabolique AMPK, pour parer au plus urgent et réparer ce qui doit être réparé. En d'autres termes, pendant ce mode « réserve », votre corps va augmenter et optimiser l'énergie, non pas dans un but de croissance, mais dans un but de réparation, de préservation et de survie. Cette augmentation du métabolisme de base, qui cherche à produire de l'énergie, va ainsi conduire à une plus grande dépense énergétique globale. Et progressivement, au bout d'une certaine durée de jeûne, c'est dans vos graisses que votre corps trouvera cette énergie, contribuant ainsi à votre perte de poids.

Moins d'insuline et moins de graisses

De même, le jeûne permet de diminuer radicalement les niveaux d'insuline, ce qui est crucial dans la perte de poids. En effet, l'insuline possède deux rôles majeurs :

1. Réguler le taux de sucre dans le sang ;
2. Et transformer l'excès de glucose en stocks de graisses corporelles, pour garantir des réserves d'énergie suffisantes en cas de diminution des ressources alimentaires.

Par conséquent, lorsque vous jeûnez, vous diminuez la quantité d'insuline produite (moins de glucose = moins d'insuline) et ainsi limitez les mécanismes de stockages endogènes.

Plus de satiété

En évitant les fluctuations glycémiques, et donc les pics d'insuline, le jeûne pourrait permettre de réguler les hormones impliquées dans la faim (ghréline) et la satiété (leptine). En stabilisant la glycémie et l'insuline, ces hormones seraient moins sollicitées et plus équilibrées.

On sait aujourd'hui que la plupart des insulino-résistants et des prédiabétiques ont un début de leptino-résistance et donc un besoin de manger presque constant (hyperphagie). Le jeûne pourrait alors permettre de restaurer un fonctionnement normal de cette hormone, tout en diminuant les pics de ghréline, impliquée dans la survenue de la faim.

Le jeûne vous apaise

Le jeûne peut apaiser certaines personnes en raison de plusieurs facteurs physiologiques et psychologiques bien identifiés.

Tout d'abord, comprenez que la production de corps cétoniques répond *de facto* à une diminution de la glycémie. Or, il se trouve que des taux de sucre sanguin chroniquement élevés ont été associés à un certain nombre de déséquilibres hormonaux et neurologiques, généralement responsables de grandes fluctuations de l'humeur, de l'énergie et des niveaux de stress. En outre, cette glycémie régulièrement élevée entraîne une forme de brouillard mental, notamment le matin. Jeûner le matin aurait donc pour conséquence de diminuer cet effet et de stabiliser durablement l'humeur tout au long de la journée.

Par ailleurs, les corps cétoniques peuvent avoir des effets neuroprotecteurs en protégeant les neurones du stress oxydatif et de l'inflammation par la diminution des cytokines inflammatoires, souvent associés à une alimentation trop riche en glucides. Ce n'est pas anodin, car cet effet antioxydant et anti-inflammatoire permet d'optimiser la neurogenèse et les facteurs de croissance nerveuse tout en produisant un sentiment d'apaisement et de clarté mentale.

De même, le fait de jeûner régulièrement est généralement associé à un mode de vie plus sain pour lequel les personnes allouent un temps précieux à l'exercice physique ou à la méditation et la relaxation. Le jeûne active le système nerveux parasympathique, associé à la détente et la récupération, permettant ainsi d'apaiser rapidement l'esprit, de diminuer les niveaux de cortisol et donc de stress et de permettre ainsi des méditations plus profondes et plus intenses.

Enfin, certaines personnes souffrant de comportements compulsifs par rapport à l'alimentation peuvent aussi trouver une forme de sérénité et d'apaisement dans le jeûne de courte durée, leur permettant de se mettre au défi et de trouver un meilleur contrôle de leurs pulsions alimentaires.

Le jeûne vous rend moins sensible au froid

Le jeûne vous protège du rhume et des coups de froid. Comme vous le verrez dans le chapitre relatif au froid, nous sommes des individus dits homéothermes, c'est-à-dire que nous devons maintenir notre température corporelle aux alentours de 37 °C pour assurer la plupart des processus métaboliques de notre organisme.

Or, comme vous le savez maintenant, le jeûne stimule la mobilisation et l'oxydation (lipolyse) des graisses afin de générer de l'énergie (en l'absence de glucose ou si vous êtes plongé dans un bain glacé), et ce processus génère de la chaleur. Cette production endogène de chaleur corporelle, lorsqu'elle est activée de façon régulière, mais sur de courtes durées, permet à votre corps de devenir moins sensible au froid. C'est ce qu'on appelle la thermogenèse adaptative et c'est un processus essentiel de l'adaptation au jeûne. Plus vous jeûnez, plus vous apprenez à votre corps à modifier son « efficience énergétique ». C'est aussi pour cette raison, vous le verrez, que le jeûne intermittent et l'exposition au froid sont particulièrement complémentaires.

Par ailleurs, pendant le jeûne, votre corps va réduire la circulation sanguine vers la périphérie, comme les extrémités, pour conserver la chaleur corporelle et l'énergie pour les organes essentiels et limiter ainsi la déperdition de chaleur par les extrémités. C'est pour cette raison que vous pouvez avoir les extrémités froides pendant le jeûne prolongé.

Le jeûne peut vous protéger du cancer

Bien que cette pratique, en tant que mesure de prévention du cancer, n'ait pas encore été définitivement établie par un nombre suffisant d'études d'envergure, certaines d'entre elles soulignent que le jeûne pourrait diminuer les risques de développer un cancer au cours de sa vie.

Trois caractéristiques fondamentales distinguent les cellules cancéreuses de leurs homologues non cancéreux, et chacune de ces caractéristiques revêt une importance cruciale dans la compréhension du cancer et dans le développement de stratégies thérapeutiques.

- **Premièrement**, il est essentiel de dissiper un malentendu courant : **les cellules cancéreuses ne se développent pas nécessairement plus rapidement que les cellules normales.** La différence réside dans leur capacité à échapper à un processus vital appelé apoptose, programmé pour détruire les cellules endommagées ou anormales. Les cellules cancéreuses, en revanche, continuent à se diviser sans s'arrêter, car elles ont désactivé ou perdu des gènes clés appelés « suppresseurs de tumeurs », tels que le gène PTEN. De plus, l'activation excessive de la protéine IGF-1, qui régule la croissance cellulaire, y compris la prolifération et la survie des cellules, peut également contribuer à cette croissance non régulée.
- **Deuxièmement, les cellules cancéreuses ont la capacité unique de se déplacer à travers le corps** et de former des métastases dans des endroits éloignés où elles ne devraient normalement pas se trouver. Ce phénomène constitue un tournant significatif dans le traitement et le pronostic du cancer.

Pour se déplacer et se répliquer dans des sites distants, les cellules cancéreuses ont besoin d'une quantité considérable d'énergie, ce qui nous amène à la troisième caractéristique distinctive.

- **Troisièmement, les cellules cancéreuses présentent un changement métabolique notoire connu sous le nom d'effet Warburg.** Nommé d'après le biochimiste allemand Otto Warburg qui l'a découvert dans les années 1920, ce phénomène bioénergétique fondamental se produit dans les cellules cancéreuses. Il s'agit d'une caractéristique métabolique clé du cancer, qui ne concerne pas les cellules normales. L'effet Warburg se manifeste par un changement radical dans la façon dont les cellules cancéreuses produisent de l'énergie.

  Contrairement aux cellules normales, qui produisent de l'énergie principalement par la respiration aérobie dans les mitochondries (un processus très efficace en termes de production d'ATP, l'unité d'énergie cellulaire), les cellules cancéreuses favorisent la glycolyse, un processus anaérobie, pour générer de l'énergie. Cela signifie qu'elles métabolisent le glucose de manière inefficace, produisant de l'acide lactique même en présence d'oxygène, d'où le terme « effet Warburg* ». Selon Warburg, c'est cette perte de sensibilité à l'oxygène couplée à la présence de glucose qui entraîne une accélération de la propagation du cancer. Diminuer le glucose et augmenter l'affinité de la cellule avec l'oxygène permettrait donc logiquement d'affaiblir le développement du cancer.

  L'importance de l'effet Warburg dans le cancer réside dans sa capacité à fournir rapidement de l'énergie et des métabolites

* https://www.ncbi.nlm.nih.gov/pmc/articles/PMC4783224/.

pour soutenir la croissance cellulaire incontrôlée. La glycolyse est un processus plus rapide que la respiration aérobie, ce qui permet aux cellules cancéreuses de répondre à leur demande énergétique accrue due à une prolifération cellulaire excessive.

Thomas N. Seyfried, un chercheur éminent dans le domaine du métabolisme du cancer, a mis en avant l'idée que l'effet Warburg est un mécanisme de survie pour les cellules cancéreuses, leur permettant de prospérer dans des environnements hostiles. En ciblant ce métabolisme altéré, il propose des approches thérapeutiques novatrices pour le traitement du cancer, notamment en modifiant le régime alimentaire des patients pour réduire l'apport en glucose*.

Comme on peut le voir, ces trois caractéristiques doivent être prises en considération si l'on veut devancer l'apparition du cancer, et le jeûne pourrait apporter une réponse au développement des cellules cancéreuses.

Par ailleurs, nous avons pu voir que le jeûne entraîne, par son effet catabolique, une diminution systémique de l'inflammation comme dans le cas d'une alimentation quotidienne pro-inflammatoire (riche en acide linoléique et en céréales par exemple) où certaines cellules peuvent finir par être irrémédiablement endommagées. Une fenêtre d'alimentation insuffisante couplée à cette récurrente inflammation et à une progressive insulino-résistance peut, à terme, être le siège du développement de tumeurs malignes.

De la même façon, le jeûne peut, *via* l'activation d'AMPK, diminuer le risque de prolifération de cellules cancéreuses

* https://www.ncbi.nlm.nih.gov/pmc/articles/PMC3941741/.

en induisant un stress métabolique positif. Ce stress se traduit par une diminution régulière des nutriments (et en particulier des glucides) aux cellules cancéreuses, très gourmandes en énergie. Le jeûne induit également le déclenchement du processus d'autophagie cellulaire, prévenant ainsi l'accumulation de mutations génétiques et de protéines anormales qui pourraient contribuer au développement du cancer.

Par ailleurs, jeûner entraîne une restriction calorique nette quotidienne. Cette restriction calorique chronique a montré, au sein de nombreuses études, son intérêt dans la protection contre le développement de certains cancers.

JEÛNE, RESTRICTION CALORIQUE ET LONGÉVITÉ

Le Dr Valter Longo est un chercheur éminent dans le domaine de la biologie du vieillissement et de la restriction calorique. Ses travaux ont contribué de manière significative à notre compréhension des liens entre la restriction calorique et la longévité. L'une de ses découvertes clés est la notion de régime alimentaire mimétique du jeûne (*Fasting mimicking diet*, FMD).

Il a développé cette approche qui consiste à réduire drastiquement l'apport calorique pendant une période limitée tout en maintenant un apport nutritionnel adéquat*. Cette stratégie a été démontrée chez les modèles animaux et les humains pour avoir des effets bénéfiques sur la longévité, la réduction du risque de maladies chroniques comme le cancer et l'amélioration de la santé métabolique.

---

* https://www.ncbi.nlm.nih.gov/pmc/articles/PMC6816332/.

Le Dr Longo a également étudié les mécanismes moléculaires sous-jacents à ces effets positifs. Il a montré que la restriction calorique et le FMD peuvent déclencher des réponses cellulaires telles que l'autophagie, la régulation de l'insuline et la réduction de l'inflammation, qui sont toutes associées à la longévité et à la santé.

Selon lui, le jeûne intermittent peut ainsi contribuer à la réduction des facteurs de risque liés au cancer. Il est notamment observé que le jeûne intermittent peut réduire la croissance des cellules cancéreuses tout en protégeant les cellules saines. Le jeûne prolongé, selon lui, peut également exercer une influence positive sur le cancer. Il semble que le jeûne puisse sensibiliser les cellules cancéreuses aux traitements anticancéreux, améliorant ainsi l'efficacité de ces traitements.

Le travail du Dr Longo suggère que le jeûne, lorsqu'il est pratiqué de manière contrôlée et sous surveillance médicale, pourrait jouer un rôle dans la prévention et la gestion du cancer.

En fin de compte, il est clair que même si de nombreux travaux de recherche restent à faire, le jeûne reste indubitablement une voie prometteuse de prévention du cancer, simple à mettre en place au quotidien.

Routine # 1

Intégrer le jeûne au quotidien

Les précautions à prendre

À ce stade de votre lecture, vous devez probablement avoir envie d'intégrer le jeûne dans vos routines quotidiennes, et c'est une bonne chose. Mais avant, il est important de savoir si votre état de santé vous permet de jeûner de façon intermittente ou non.

Malheureusement, comme vous pouvez vous en douter, un certain nombre de personnes ne peuvent pas jeûner.

Il s'agit tout d'abord des femmes enceintes ou allaitantes pour qui les besoins nutritionnels, accrus pour soutenir la croissance du fœtus ou du nourrisson, sont indispensables et incompatibles avec la pratique du jeûne. De la même façon, les enfants et adolescents ne doivent pas jeûner, car leur développement et leur croissance nécessitent une quantité très importante de nutriments et de protéines.

Les personnes âgées ont également des besoins protéiques accrus. Afin d'éviter la sarcopénie (perte de masse musculaire et de force), ceux-ci doivent continuellement se renforcer physiquement et manger suffisamment de protéines. Jeûner serait donc contre-productif, car ceci les empêcherait d'atteindre leur niveau quotidien de protéines cibles.

Concernant les personnes ayant un historique médical important ou souffrant de pathologies chroniques ou de troubles métaboliques comme le diabète, l'hypertension, une maladie rénale avancée ou cardiovasculaire, le jeûne n'est en soit pas contre-indiqué, bien au contraire, mais doit toujours être mené sous supervision médicale.

Enfin, les personnes souffrant ou ayant des antécédents de trouble du comportement alimentaire (TCA) comme l'anorexie ou la boulimie ne doivent pas jeûner, car cela risquerait d'aggraver ou de relancer leurs comportements malsains.

Comment mettre en place le jeûne dans ma vie ?

Il existe plusieurs formes de jeûnes courts. Les principaux sont le jeûne quotidien et le jeûne alterné.

- **Le jeûne quotidien** consiste à établir une fenêtre d'alimentation et de jeûner le reste du temps. La plus connue et la plus applicable dans nos vies surchargées est le modèle 16/8 qui signifie jeûner seize heures, ne s'alimenter que sur une fenêtre d'alimentation de huit heures. Ainsi, vous pouvez manger votre dernière bouchée du dîner à 20 heures, ne remanger que le lendemain à 12 heures, cela représente seize heures de jeûne. Vous ne mangez qu'un à deux repas durant cette fenêtre s'étalant de 12 heures à 20 heures, soit huit heures de fenêtre d'alimentation.
- L'autre modèle en vogue est **le jeûne alterné**. Il consiste à manger normalement un jour (trois repas) puis à ne rien manger du tout le jour suivant, plusieurs fois consécutives dans la semaine. Ce modèle est bien soutenu par de nombreuses études en particulier dans le cadre de la perte de poids.

Quel modèle adopter ? Avec un objectif clair d'optimiser votre santé métabolique, perdre du poids sans perdre de la masse musculaire et d'optimiser vos niveaux d'énergie tous les jours, je vous recommande **un modèle de jeûne 16/8 quasi quotidien**. Cela vous permettra de répliquer un jeûne soutenable, naturel et physiologique.

En pratique, la première des choses est de vous assurer que votre corps n'est plus dépendant des glucides pour fonctionner, qu'il s'agisse de sucres bien sûr (sucre, miel, sirop d'érable, etc.), mais également de fruits, céréales, pommes de terre, légumineuses et oléagineux. Si tel est votre cas, vous devez diminuer cette consommation de glucides à 100 g, idéalement 80 g (attention, je ne parle pas de sucre, mais bel et bien de glucides). Cela prend du temps, parfois beaucoup de temps.

N'allez surtout PAS TROP VITE ! À titre d'exemple, comptez bien six mois pour descendre à 80 g-100 g de glucides/jour si votre assiette est constituée aujourd'hui de 55 % de glucides. Si vous allez trop vite, des symptômes désagréables risquent d'apparaître : fatigue, baisse de performance et de la concentration, brouillards mentaux, problèmes digestifs, calculs, troubles hormonaux... Donc, attention. Prenez vraiment votre temps pour diminuer la consommation de glucides.

Ainsi, petit à petit, les céréales (ce qui inclut le pain), les pommes de terre et les fruits très sucrés doivent devenir très minoritaires dans vos repas. Vous devez prioriser les protéines et les légumes peu glucidiques. Mélangez les protéines de qualité (viandes, œufs...) à des légumes biologiques de saison. Saupoudrez vos plats d'épices et herbes aromatiques fraîches ou desséchées. Évitez les produits laitiers, à l'exception d'un peu de fromage au lait cru ou d'un yaourt au lait entier (cru lui aussi si possible) et de quelques noix. Pas de dessert à l'exception d'un carré de chocolat à 90 %.

Cela signifie également que vous ne devez pas vous lancer dans le jeûne si vous prenez trois à cinq repas (encas) chaque jour. Vous risquez des hypoglycémies au cours du jeûne, ce qui n'est ni souhaitable ni agréable.

1. Une fois cette étape atteinte, commencez par jeûner douze à quatorze heures, une à deux fois par semaine. Au moindre signe de fatigue ou de troubles, cessez de jeûner et mangez.

2. Progressivement, augmentez la durée du jeûne, toujours dans le respect de votre corps et de vos limites jusqu'à seize heures.

3. Ensuite, essayez de mettre un peu au défi votre corps. Alternez les durées chaque semaine. Faites un jeûne de dix-huit heures la première semaine puis un jeûne de vingt heures la semaine suivante. Essayez ensuite de jeûner plusieurs jours consécutifs pendant quatorze heures à seize heures. Trouvez votre rythme et surtout ÉCOUTEZ-VOUS !

Vous atteindrez, au bout de quelques semaines, un jeûne quotidien de seize heures et mangerez deux repas sur une fenêtre d'alimentation de huit heures sans forcer, naturellement et sans sensation de faim. C'est une routine quotidienne facile à mettre en place aux bénéfices santé fantastiques.

Quand jeûner ?

C'est une question de ressenti, mais globalement, essayez de rompre votre jeûne en fin de matinée et de le débuter en fin d'après-midi ou en tout début de soirée. Ainsi, vous pouvez débuter un jeûne à 20 heures et prendre votre premier repas le lendemain vers 12 heures ou 13 heures par exemple.

Vous pouvez aussi débuter le jeûne après votre déjeuner et ne prendre votre prochain repas qu'au petit déjeuner du lendemain matin. J'ai pu constater auprès de mes clientes que ce rythme est souvent mieux toléré par les femmes et que les résultats sur la perte de poids* et la diminution du risque de maladies métaboliques en général étaient beaucoup plus significatifs**. Les fluctuations hormonales associées aux rythmes biologiques féminins semblent jouer un rôle dans cette préférence.

Surtout, ne jeûnez pas trop longtemps ET trop souvent en même temps. En effet, lorsque vous jeûnez longtemps, c'est-à-dire plus de dix-huit heures par jour plusieurs fois par semaine, vous faites, comme dans tout jeûne, grimper votre hormone de croissance et votre cortisol, nécessaires à la mobilisation de l'énergie indispensable au fonctionnement d'AMPK. Sur la durée, si vous jeûnez trop longtemps, trop souvent, votre corps va finir par s'habituer et votre métabolisme de base va finir par diminuer, entraînant fatigue, dysfonctionnements hormonaux, progressive résistance à l'insuline, baisse de la masse musculaire et prise de poids. Tout l'inverse de l'effet recherché donc...

Comment bien s'hydrater ?

C'est un point important. Les jours de jeûne, vous devez augmenter votre hydratation. Eau, café noir, thé, tisane... sont les seules boissons que vous pouvez consommer. Visez 1,5 à 2 l d'eau les jours de jeûne en plus du café (qui déshydrate beaucoup) et du thé. Visez 2 à 3 l les jours d'entraînement et d'exercice physique.

Comment rompre le jeûne ?

Pour rompre un jeûne, je vous recommande d'abord un grand verre d'eau salée tiède avec un peu de jus de citron ou de

* https://www.ncbi.nlm.nih.gov/pmc/articles/PMC9116132/.

** https://pubmed.ncbi.nlm.nih.gov/33020429/.

vinaigre de cidre dilué ou éventuellement un peu de bouillon d'os, excellents pour stimuler l'activité enzymatique.

Puis, privilégiez légumes et protéines de bonne qualité (œuf, poisson gras, fromages au lait cru, viande de pâturage...) pour votre premier repas en évitant le sucre (fruits, céréales ou autres sucreries), car cela ferait grimper votre glycémie et stimulerait l'inflammation digestive.

Attention à écouter votre faim. Ne vous ruez pas sur le repas. Si vous avez des troubles digestifs après votre premier repas (ballonnements et diarrhées), c'est que vous avez mangé trop et trop vite.

Un dernier conseil

Vous devez vous sentir bien, plein d'énergie et sans sensation de faim sur 90 % du temps de jeûne. Si vous vous sentez faible ou migraineux, si vous perdez du poids alors que vous ne le souhaitez pas, si vous avez des problèmes hormonaux... Stoppez le jeûne tout de suite ou diminuez à la fois la fréquence et la durée.

En conclusion

Diabolisé par les uns ou *a contrario* présenté comme la fontaine de Jouvence par d'autres, le jeûne est un outil incroyable qui vous apportera des bienfaits santé indiscutables dans le cadre d'une hygiène de vie globale. À vous de l'intégrer de façon pratique et soutenable dans vos routines quotidiennes.

Un autre élément à intégrer dans vos routines est l'exercice physique. Je sais : vous n'avez ni le temps, ni l'énergie, ni l'envie d'aller à la salle de sport ou courir autour du lac le dimanche matin. Ça tombe bien... Tout cela est contre-productif, voire inutile et délétère dans la durée. La science de l'exercice physique et du mouvement est beaucoup plus simple à appliquer au quotidien et là encore, c'est l'évolution qui a façonné notre réponse à l'exercice physique. C'est ce que nous allons voir dans le chapitre suivant.

2

Restaurer sa force originelle

L'HISTOIRE DE SÉBASTIEN

Sébastien a 29 ans. À peine réveillé et son petit déjeuner avalé, il monte sur sa moto, direction l'open-space où il travaille. Développeur informatique, il passe le plus clair de sa journée assis devant son ordinateur. Il commence à travailler tôt le matin, car il trouve que sa productivité est meilleure.

Sébastien ne fait pas spécialement attention à ce qu'il mange, mais essaye de prendre des salades le plus souvent possible. Malheureusement, il a souvent des fringales et grignote des petits biscuits en fin d'après-midi. Il n'est pas rare qu'il aille boire une bière avec ses collègues en fin de journée autour d'une planche de fromages et de charcuteries avec du pain.

Sébastien veut se renforcer et s'inscrit à la salle de sport à côté de chez lui pour « faire du cardio » et soulever de la fonte au moins une fois par semaine. Pour se rendre à la salle, il prend sa trottinette électrique, ce qui est plus rapide et agréable. Mais à chaque fois, après trente minutes à souffrir sur son vélo elliptique, Sébastien se demande ce qu'il fait là. Il n'ose pas aller dans la salle où des bodybuilders *s'entraînent, de peur de paraître ridicule avec son petit ventre à bière et ses épaules tombantes. Il abandonne et repart chez lui plus tôt que prévu.*

Un dimanche de printemps, Sébastien aide un ami à déménager. Il entend le bas de son dos craquer et déclenche une hernie discale qui le clouera au lit pendant deux semaines. Depuis, il a régulièrement mal au dos. Il me contacte pour trouver un moyen de renforcer durablement son corps, sans aller à la salle.

Voici ce que je lui explique…

***

Dans ce chapitre, je vais vous exposer l'intérêt majeur de l'exercice physique dans un monde où la technologie n'a de cesse de nous apporter toujours plus de confort et de minimiser le recours à l'effort. Nous le sentons, nous savons que nous avons besoin de bouger et de nous dépasser. Pourtant, nous trouvons toujours de bonnes excuses… Manque de temps, de motivation, vie de famille, travail, problèmes articulaires, maladie chronique… Mais que croyez-vous qu'il va se passer si vous évitez le sport et l'exercice physique ? Pensez-vous qu'il soit naturel de rester devant un ordinateur toute la journée, chaque jour pendant quarante ans ?

Pourquoi le mouvement est-il une composante clé du bien vieillir et comment peut-il et doit-il s'intégrer dans notre quotidien, simplement et sans fioritures ou clichés hérités du fitness ? C'est ce que je vous propose de découvrir maintenant au travers de la science du mouvement et d'une routine hebdomadaire de vingt minutes seulement à intégrer dans votre vie trépidante !

SÉDENTARISATION, TECHNOLOGIES ET TRAVAIL DE BUREAU... LA RECETTE D'UN VIEILLISSEMENT ACCÉLÉRÉ

En l'espace de quelques décennies, beaucoup d'entre nous sont devenus des légumes. La sédentarisation, ce phénomène moderne qui nous enchaîne à nos sièges et à nos écrans, est une réalité omniprésente dans nos vies. Alors que nos ancêtres étaient constamment en mouvement, chassant, cueillant et explorant de nouvelles terres, nous sommes désormais les gardiens assis de nos bureaux et de nos canapés, ce qui n'est évidemment pas sans conséquences pour notre santé.

Pour comprendre ces effets, il est essentiel de se rappeler que le corps humain est intrinsèquement conçu pour l'activité physique. L'évolution a sculpté notre anatomie et notre physiologie pour la chasse, la cueillette, la marche et la course. Nos muscles, nos articulations, notre système cardiovasculaire, tout dans notre corps témoigne de cette adaptation à la mobilité constante et à l'utilisation de notre système musculo-squelettique et cardiovasculaire.

Malheureusement, la sédentarisation, débutée il y a dix mille ans, a engendré ce que j'appelle une dysévolution (ou maladie de l'inadéquation évolutive), c'est-à-dire une inadaptation évolutive associée à notre mode de vie. Cette sédentarisation est devenue une norme, et cette évolution rapide a aujourd'hui des conséquences profondes sur notre bien-être physique et mental, à commencer par l'augmentation alarmante de l'obésité.

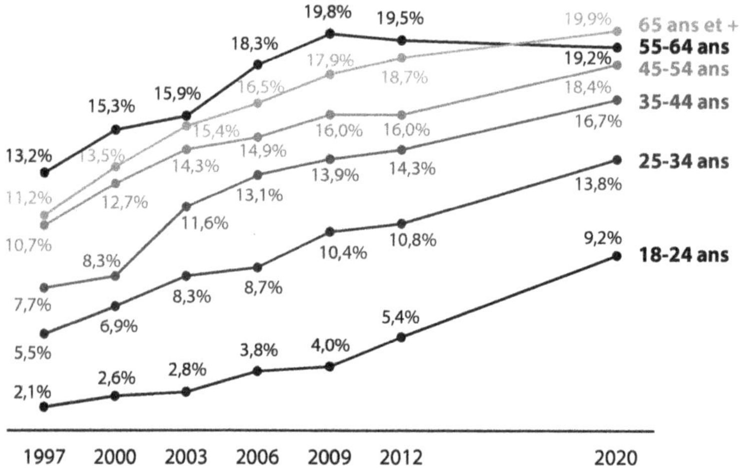

Obésité chez les adultes français, de 1997 à 2020

Évolution des prévalences de l'obésité selon l'âge entre les enquêtes ObÉpi-Roche 1997-2012 et l'enquête ObÉpi 2020.

OBÉSITÉ : L'ÉPIDÉMIE SILENCIEUSE

En France, les chiffres de l'obésité ont connu une augmentation constante ces dernières décennies. Aujourd'hui, l'excès de poids touche 57,3 % des 65 ans et plus contre 23,2 % des 18-24 ans*.

Ces chiffres sont clairement en hausse par rapport aux décennies précédentes. Le problème de l'obésité ne se limite pas à la France, c'est une épidémie mondiale : l'OMS estime

* https://presse.inserm.fr/obesite-et-surpoids-pres-dun-francais-sur-deux-concerne-etat-des-lieux-prevention-et-solutions-therapeutiques/66542/.

ainsi qu'à l'échelle mondiale, le nombre de cas d'obésité a presque triplé depuis 1975. En 2016 toujours, l'OMS a rapporté que plus de 1,9 milliard d'adultes dans le monde étaient en surpoids, et plus de 650 millions étaient obèses.

Obésité et sédentarité : un cercle vicieux

Comme vous le savez maintenant, la « surbouffe » et la malbouffe sont un des facteurs clés de la survenue de l'obésité. Cette obésité est un symptôme d'une maladie plus largement connue nommée syndrome métabolique, dont je vous ai déjà parlé dans la partie sur le jeûne, et sur laquelle je reviendrai un peu plus loin.

Mais revenons aux basiques. Chaque jour, si nous occasionnons, par notre mode de vie ou notre alimentation, un déséquilibre important entre l'apport calorique et la dépense énergétique, nous stimulons les mécanismes physiologiques de stockage et de réserve. Bref, nous grossissons.

Or, lorsque nous passons la majeure partie de notre journée assis, notre dépense énergétique (celle de notre métabolisme de base, mais aussi celle associée à l'exercice physique) diminue considérablement*. Sur la durée, nous grossissons. C'est alors le début d'un cercle vicieux, ce qui est problématique. Les personnes obèses et en surpoids ont tendance à être moins actives en raison de la fatigue, de la difficulté à se déplacer (respiration courte,

* https://pubmed.ncbi.nlm.nih.gov/37100994/.

douleurs articulaires et arthrose progressive) et de leur perception d'une aptitude diminuée à l'exercice. Cela les rend encore plus vulnérables à la sédentarité, ce qui aggrave *de facto* leur problème d'obésité.

Dans ce contexte, on peut se demander quelles sont les principales raisons qui nous rendent si sédentaires. Eh bien, il n'y en a que deux : le handicap et... les nouvelles technologies. En 2023, les adolescents français passent en moyenne cinq heures par jour devant un écran*. Les nouvelles technologies, avec leur promesse de confort et de connectivité, ont apporté des changements profonds à notre vie moderne, aussi bien personnelle que professionnelle. Plus rapides, plus pratiques et plus inclusives, elles ont bien sûr énormément d'avantages, mais elles ont aussi un inconvénient majeur : elles nous scotchent littéralement à elles et nous rendent dépendants d'un système de plus en plus connecté où le facteur limitant est, pour un même résultat, le besoin de bouger, laissant les muscles inactifs et le métabolisme au ralenti.

Les heures passées devant les écrans sont devenues monnaie courante, emprisonnant les individus dans un monde virtuel qui les coupe de l'activité physique. Les jeux vidéo, les prometteurs Métavers et les plateformes de *streaming* encouragent souvent des séances de *binge watching* qui se prolongent jusque tard dans la nuit, négligeant ainsi le sommeil réparateur. Les réseaux sociaux, quant à eux, nous incitent à passer des heures à *scroller* sans fin, substituant le mouvement de nos corps au mouvement de nos pouces.

* https://www.arcep.fr/cartes-et-donnees/nos-publications-chiffrees/barometre-du-numerique/le-barometre-du-numerique.html.

La sédentarisation abîme votre cœur

Et les impacts physiologiques sont extrêmement préoccupants. Notre cœur est l'organe le plus affecté par la sédentarisation. Celui-ci bat en moyenne soixante-dix fois par minute, pompant le sang riche en oxygène vers chaque coin de notre corps. Il est notre moteur vital, mais il requiert un entretien régulier. Comme tout dans notre corps, notre résilience dépend des stimuli que nous envoyons régulièrement à notre organisme. Sans stimuli, pas d'adaptation. Sans adaptation, il y a dérégulation... puis dysfonctionnement.

L'activité physique est l'une des clés pour maintenir ce moteur en parfait état de marche. Lorsque nous nous déplaçons, lorsque nos muscles s'activent, notre cœur doit pomper plus de sang, augmentant ainsi sa force et son efficacité. C'est un peu comme une machine qui s'« autolubrifie » grâce à l'effort. Lorsque nous restons assis pendant de longues périodes, notre cœur ralentit son rythme, les muscles cardiaques se relâchent et les artères, délaissées, se contractent moins fréquemment. Notre circulation sanguine devient plus lente, notre glycémie et notre insuline augmentent au fur et à mesure, laissant le champ libre à l'inflammation puis au dépôt progressif de plaques athérogènes, favorisant la survenue des problèmes cardiaques (hypertension, AVC...).

Un cercle vicieux se met en place au cours duquel votre cœur se fatigue plus vite et vous interdit progressivement le moindre effort... L'Organisation mondiale de la santé (OMS) estime que les maladies cardiovasculaires, associées à la sédentarité, sont responsables de 17,7 millions de décès dans le monde, ce qui équivaut à environ 31 % de la mortalité mondiale totale. En France, les maladies cardiovasculaires sont la deuxième cause de mortalité dans le pays, après les cancers.

Les os et les articulations, victimes de l'immobilisme

La sédentarité affecte également nos os et nos articulations. Lorsque nous sommes actifs comme l'étaient nos ancêtres, nos os sont soumis à des contraintes mécaniques qui les maintiennent solides et en bonne santé. Lorsque nous passons de longues heures assis devant un écran ou à travailler au bureau, nos muscles ne sont pas sollicités comme ils le devraient et s'affaiblissent progressivement.

Cette absence de stimuli, à nouveau, va entraîner une sous-utilisation des muscles puis une perte exponentielle de la masse musculaire nommée sarcopénie. À terme, c'est une perte irréversible de densité osseuse, favorisant ainsi l'ostéoporose, une maladie caractérisée par des os fragiles et un risque accru de fractures. Les premiers à en souffrir sont les genoux et le dos qui, sans muscles suffisants, subissent une pression accrue, ce qui va alors entraîner des douleurs et des problèmes articulaires. Regardez autour de vous le nombre de collègues souffrant du dos... *Use it or lose it !* comme disent les Américains.

La perte de flexibilité est un autre effet néfaste de la sédentarité sur notre système ostéo-articulaire. Les articulations nécessitent un mouvement régulier pour maintenir leur amplitude de mouvement. L'inactivité prolongée entraîne une raideur articulaire, ce qui rend les mouvements plus difficiles et augmente le risque de blessures lorsque nous sollicitons brusquement nos articulations. La raideur articulaire est une sensation désagréable caractérisée par une difficulté à bouger une articulation ou une perte apparente d'amplitude de mouvement dans une articulation. Contrairement à une douleur articulaire, la raideur ne résulte pas nécessairement d'une douleur aiguë ou d'une réticence à bouger l'articulation en raison de la douleur. Elle peut se manifester comme une sensation de blocage, de limitation ou de raideur lorsque vous essayez de plier ou d'étendre une articulation.

Et là encore, le cercle vicieux se met en place. Si vous souffrez des genoux et du dos, vous devenez probablement moins capable de faire de l'exercice physique, ce qui aggrave la situation...

Un cerveau au ralenti

La sédentarité a également un impact majeur sur un organe indispensable : notre cerveau. À l'instar de notre cœur, de nos muscles et de nos os, notre cerveau est un organe complexe qui nécessite une stimulation constante pour fonctionner de manière optimale. Lorsque nous sommes sédentaires, notre cerveau est privé de cette stimulation.

Cette relation complexe entre le manque d'activité physique et la santé du cerveau est un domaine d'intérêt actif au sein de la communauté scientifique, notamment dans le cadre de la survenue des maladies neurodégénératives. Des études récentes ont mis en lumière le rôle évident de la sédentarité en tant que facteur de risque dans le développement de maladies comme la maladie d'Alzheimer et la maladie de Parkinson. Et pourquoi est-ce lié selon vous ?

Lorsque nous passons de longues heures en position assise devant des écrans ou que nous adoptons un mode de vie principalement sédentaire, notre cerveau peut subir des altérations néfastes. Premiers symptômes ? Vous respirez par la bouche, ouverte devant votre écran, vous clignez moins souvent des yeux avec une progressive sécheresse oculaire et vous grignotez davantage. Vous pouvez même développer un syndrome de douleurs imaginaires nommées « douleurs neuroplastiques ».

Là encore, l'exercice physique crée le stimulus qui crée l'adaptation. Ce processus se nomme neuroplasticité et fonctionne dans un sens comme dans l'autre. Cette neuroplasticité se joue à tout âge de la vie, et ce, depuis votre naissance. Et elle est purement et simplement essentielle, car de celle-ci dépendent la croissance et la survie des cellules nerveuses. Et quel est le meilleur stimulus neuroplastique selon vous ? Le mouvement. Le mouvement, notamment lorsqu'il est intense, favorise la libération de substances chimiques bénéfiques pour le cerveau (endorphine, dopamine...) qui vont stimuler et renforcer les connexions neuronales. Couplé au jeûne régulier, l'exercice physique aurait même la capacité à stimuler la neurogenèse, c'est-à-dire la production de nouveaux neurones.

Vous comprenez donc que le manque d'activité physique va diminuer et perturber l'homéostasie cérébrale naturelle. Cette diminution peut contribuer à une réduction de la neuroplasticité, ce qui peut entraîner des problèmes de mémoire, de concentration et une diminution progressive des fonctions cognitives, mais également jouer un rôle majeur dans la prévalence des maladies neurodégénératives. Une autre raison est que le mouvement et l'exercice physique stimulent le débit sanguin cérébral, apportant oxygène et nutriments essentiels au cerveau. En l'absence d'exercice s'installe une détérioration progressive des fonctions cérébrales, phénomène couramment observé chez les personnes âgées et que l'on nomme sénescence cérébrale.

En résumé, retenez que moins vous bougez, plus votre cerveau accélère son vieillissement.

D'autres facteurs de dégradation du cerveau peuvent venir noircir le tableau. Avec l'émergence du télétravail et de l'omniprésence des écrans, de nombreuses études ont mis en évidence le lien entre sédentarisation, isolement et pathologies psychologiques et mentales. Parmi celles-ci, on peut noter la dépression, l'anxiété, le stress chronique, les *burn-out* et *bore-out*, les perturbations du sommeil et leur lot de troubles associés (syndrome d'apnées obstructives du sommeil ou SAOS, acouphènes, problèmes ORL, diabète de type 2, hypertension, schizophrénie et accès de violence, fatigue chronique...), baisse de l'estime de soi et même une maladie générationnelle nommée nomophobie, une forme de phobie et de dépendance numérique liée à la peur de ne pas avoir accès à un téléphone mobile.

Il suffit d'une séance d'une heure de marche en pleine nature ou de quinze minutes de sport intense pour libérer un paquet de neurotransmetteurs tels que la sérotonine, des acteurs clés dans la régulation de l'humeur, et stabiliser la situation psychologique et mentale des personnes sédentaires... Qui n'a pas quinze minutes pour lui dans sa journée ?

Une augmentation du risque de diabète de type 2

La sédentarisation exerce également une influence profonde sur l'épidémie croissante du diabète de type 2 dans le monde, une statistique malheureusement de plus en plus étayée par une abondance de preuves scientifiques. En effet, lorsque nous restons assis pendant de longues périodes, la capacité de notre corps à réguler la glycémie est altérée. L'hyperglycémie chronique entraîne à terme une progressive résistance à l'insuline, ce qui signifie que les cellules deviennent moins réceptives à cette hormone, entraînant une élévation chronique de la glycémie. Le sucre libre circulant dans votre sang va alors venir se « caraméliser » au contact de l'oxygène et du fer et progressivement entraîner une inflammation chronique généralisée... puis un diabète. Le diabète est une maladie grave, dégénérative et souvent associée à d'autres pathologies, parfois fatales.

Une augmentation du risque de certains cancers

La sédentarisation est un catalyseur de cancers. Plusieurs études épidémiologiques d'envergure ont révélé une relation directe entre la sédentarité et le risque accru de développer certains types de cancer, notamment le cancer du sein, le cancer du côlon et le cancer de l'endomètre, des cancers spécifiquement glucodépendants (dépendants du glucose pour proliférer).

Cette relation a été corroborée par des mécanismes biologiques complexes. Lorsque nous passons de longues heures sans activité physique, comme coder devant un écran par exemple ou mettre à jour un fichier Excel, notre corps subit une baisse du métabolisme basal et, nous l'avons vu précédemment, une progressive résistance à l'insuline pouvant favoriser la croissance de cellules cancéreuses.

L'inactivité physique peut perturber en profondeur l'équilibre hormonal de notre corps. Elle peut entraîner une augmentation des niveaux d'insuline et *d'insuline-like growth factor* (IGF), des hormones qui, vous le savez maintenant, favorisent la division cellulaire et la croissance tumorale, la fameuse voie mTOR dont nous avons déjà parlé dans le chapitre précédent.

De plus, la sédentarité peut entraîner une inflammation chronique de bas grade dans le corps, ce qui crée un environnement propice au développement de cellules cancéreuses.

Le cancer colorectal par exemple est l'un des types de cancer les plus étroitement liés à la sédentarité. Un certain nombre d'études ont montré que les personnes qui mènent une vie très sédentaire ont un risque beaucoup plus élevé de développer ce cancer. Le mécanisme est simple. L'inactivité physique peut ralentir le transit intestinal et les mouvements intestinaux, favorisant ainsi la stagnation des substances carcinogènes et inflammatoires dans le côlon*.

Chez les femmes, le cancer du sein est également influencé par la sédentarité, en partie en raison de son effet sur les niveaux hormonaux. Pour mieux comprendre le mécanisme sous-jacent, il faut connaître les processus hormonaux en jeu. Les œstrogènes sont produits principalement par les ovaires chez les femmes en âge de procréer. Ils jouent un rôle essentiel dans la régulation du cycle menstruel et dans le développement des caractéristiques sexuelles secondaires féminines. Cependant, les œstrogènes peuvent également stimuler la croissance des cellules du sein. La progestérone, quant à elle, est une autre hormone sexuelle féminine qui agit en étroite collaboration avec les œstrogènes. Elle est produite par le corps jaune dans l'ovaire après l'ovulation et pendant la grossesse. La progestérone joue un rôle dans la préparation de la

* https://www.ncbi.nlm.nih.gov/pmc/articles/PMC6522766/.

glande mammaire à la lactation. Cependant, en cas de sédentarisation excessive, la production de ces hormones augmente. Or, une exposition prolongée à la progestérone, en combinaison avec les œstrogènes, peut également favoriser la croissance des cellules mammaires et augmenter le risque de cancer du sein.

Et pourquoi croyez-vous que la progression fulgurante des cancers sur les vingt dernières années est étroitement corrélée à l'utilisation des nouvelles technologies ?

Pour conclure

Ainsi, prévenir la sédentarisation, c'est éviter la survenue de nombreuses pathologies, vous l'aurez compris. Alors, quelles sont les solutions pour bouger plus et plus efficacement pour stimuler notre métabolisme, restaurer un équilibre physiologique normal au quotidien et éviter la maladie sur le long terme ?

Vous allez le voir, la science du mouvement et du muscle vont changer votre vision de l'exercice physique.

QU'EST-CE QUE L'EXERCICE PHYSIQUE ?

Cinq composantes indispensables

Votre corps a besoin de cinq choses pour rester souple et agile :

- de mouvement ;
- d'oxygène ;
- de muscles ;
- de régularité ;
- d'intensité.

L'exercice physique doit donc impérativement apporter ces cinq composantes. Alors, commençons déjà par définir ce qu'est l'exercice physique.

L'exercice physique est une notion qui revêt une importance cruciale pour notre appréhension globale de la santé humaine. Elle englobe une vaste gamme d'activités physiques soigneusement organisées, allant de la simple promenade à la pratique intensive d'un sport. Lorsqu'il est accompli de manière régulière et adaptée, l'exercice physique confère une multitude de bienfaits à l'organisme.

D'un point de vue biologique et physiologique, il sollicite une variété de systèmes et d'organes au sein du corps humain. Il met en action les muscles squelettiques, dont la contraction génère le mouvement, et sollicite le système cardiovasculaire, qui réagit à l'augmentation de la demande en oxygène et en nutriments en augmentant le flux sanguin. Ce processus permet une meilleure distribution de l'oxygène vers les muscles en activité, favorisant ainsi leur fonctionnement optimal.

Lors de l'exercice, le corps humain régule également sa température corporelle pour éviter la surchauffe. La transpiration, par exemple, constitue un mécanisme de refroidissement essentiel, permettant de maintenir la température corporelle à un niveau optimal (homéothermie).

De plus, vous le savez maintenant, le sport engendre un phénomène complexe au niveau de notre système hormonal et neurologique vous protégeant des troubles métaboliques et psychologiques, stimulant l'équilibre neuronal et la neuroplasticité et vous procurant une sensation de bien-être, de stabilité émotionnelle, de joie et de soulagement du stress.

Dans la vie quotidienne, l'exercice physique prend de multiples formes. Il peut s'agir de simples activités comme la marche rapide pour se rendre au travail, ou de loisirs tels que la natation, le cyclisme ou la danse. Mais vous allez le voir, il existe une forme d'exercice, basée sur la science du muscle et du mouvement, vous permettant de maximiser les effets métaboliques en un minimum de temps, tout en limitant grandement les risques de blessures à court et à long terme.

Mais avant d'entrer dans le vif du sujet, je vous propose de faire un rapide tour d'horizon de l'histoire du fitness pour que vous puissiez comprendre que la façon dont nous pratiquons l'exercice physique aujourd'hui est davantage inspirée d'une culture sociale et médiatique plutôt que d'une réalité physiologique.

L'activité physique au cours de l'histoire

Pourquoi vous parler de l'histoire du fitness ? Tout simplement car je souhaite vous faire comprendre comment nous sommes passés d'une activité physique nécessaire au sport spectacle et au bodybuilding. Afin de vous faire comprendre la différence entre une activité de loisir et une activité physiologique. Parce que si nos ancêtres nous regardaient, ils trouveraient probablement stupide et dangereux de soulever deux fois son poids au-dessus de sa tête ou de courir pendant 2 h 30 « pour le plaisir »...

L'objectif est de vous faire sortir de vos idées reçues sur l'activité physique et de comprendre que bouger a, tout au long de l'histoire de l'humanité, répondu à une nécessité vitale et que la sédentarisation a non seulement transformé nos corps, mais également notre façon d'aborder l'exercice physique. Je souhaite vous aider à comprendre comment, en seulement quinze à trente minutes par semaine, vous pouvez restaurer un grand nombre de fonctions métaboliques indispensables à une santé durable et florissante.

L'activité physique de nos ancêtres du Paléolithique

Afin de bien faire le distinguo entre notre mode de vie et celui pour lequel nous avons été façonnés, il est bon de revenir dans le temps. Commençons par resituer ce qui a constitué notre mode de vie pendant des millions d'années : le Paléolithique.

Le Paléolithique est une période de l'histoire qui s'étale sur 2,6 millions d'années. À cette époque, nos ancêtres étaient en perpétuel mouvement, chaque geste quotidien étant une nécessité vitale et donc une sollicitation complète du corps et des organes. L'activité physique quotidienne était modérée avec des phases intenses.

Si on devait représenter notre vie de chasseurs-cueilleurs rapportée à notre vie sédentaire sur une horloge de vingt-quatre heures, la sédentarisation serait arrivée à minuit – 1 minute. Sur une frise chronologique, c'est encore plus frappant. Mise en contraste par rapport au sédentarisme, l'activité physique associée au nomadisme a constitué plus de 90 % de notre histoire. Nous avons donc utilisé pleinement notre corps pendant des dizaines de milliers d'années d'une façon résolument différente d'aujourd'hui.

Nos ancêtres parcouraient d'immenses territoires pour traquer leur proie et récolter des ressources végétales. La chasse, qui se pratiquait principalement à pied, exigeait une endurance hors du commun, contribuant ainsi à forger leur force musculaire, l'endurance et la résistance indispensable. L'agilité et l'adaptabilité s'avéraient également cruciales dans cette vie nomade. L'escalade, souvent utilisée pour atteindre des abris en hauteur ou atteindre des ressources inaccessibles, sollicitait les muscles et encourageait l'acquisition de compétences motrices complexes et polyarticulaires.

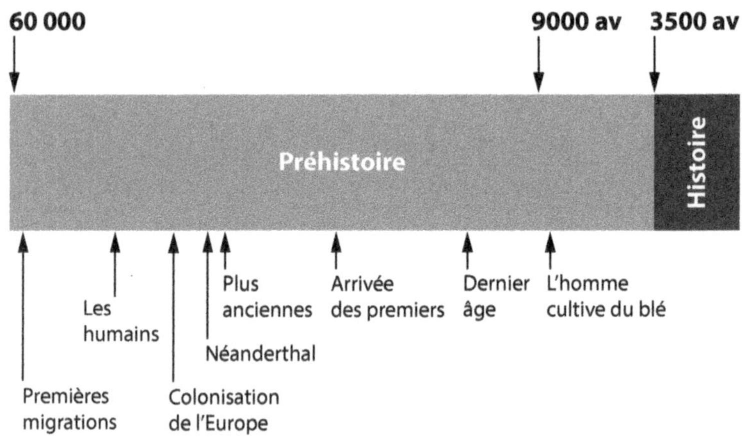

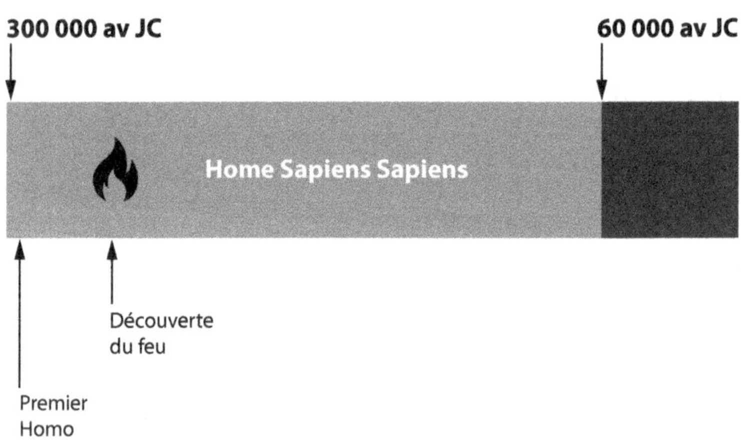

Cette intensité dans l'exercice physique laissait des empreintes indélébiles sur la santé de nos lointains ancêtres. Leurs os se densifiaient et devenaient plus résistants en réponse au stress mécanique constant, tandis que leur musculature se développait harmonieusement. De surcroît, leur régime alimentaire, essentiellement ancestral, axé sur la chasse et la cueillette et donc riche en viande, abats, poissons et plantes diverses, fournissait les nutriments indispensables pour soutenir ce mode de vie actif.

Enfin, bien que l'évolution favorisât principalement une santé robuste sur la période reproductive et que le taux de mortalité à la naissance fût élevé, l'espérance de vie de cette époque était au moins égale à celle d'aujourd'hui, malgré les dangers et contraintes que représentait l'environnement naturel. Il faut donc bien comprendre que bouger à cette époque n'était pas reconnu comme de l'exercice physique, mais comme un moyen d'assurer la synergie entre la survie et l'adaptation humaine à un environnement naturel exigeant et en constante évolution.

Mais la sédentarisation des peuples nomades opérée il y a douze mille ans environ et la conception d'armes plus évoluées ont engendré une progressive évolution de l'activité physique naturelle vers des modèles d'activité physique différents.

Le corps, un outil de transport et de survie

De tout temps, les humains ont utilisé leur corps comme un outil. Bien que la plupart des sociétés de chasseurs-cueilleurs passent le plus clair de leur temps à ne rien faire, majoritairement pour des raisons de conservation de l'énergie*, le reste de leur journée

* https://www.scientificamerican.com/article/the-exercise-paradox/.

est consacré à des tâches impliquant du mouvement. Se déplacer, chasser, pêcher et transporter les proies, préparer des pièges, des armes ou à manger, entretenir l'abri et le feu… Les journées sont rythmées par l'exercice physique ou le repos.

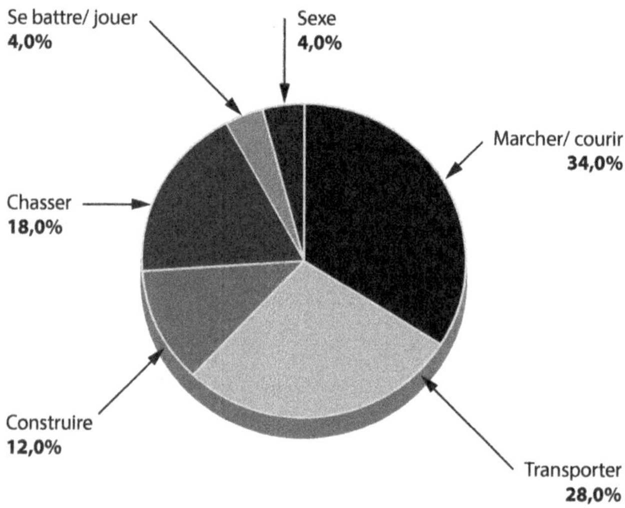

Utilisation du corps chez les chasseurs-cueilleurs
Source : https://pubmed.ncbi.nlm.nih.gov/37417918/

La conservation de l'énergie est réellement au cœur de l'évolution d'*Homo sapiens*. Notre mode de vie est entièrement tourné vers la conservation et l'utilisation judicieuse de l'énergie accumulée. Si vous devez dépenser beaucoup d'énergie, il faut que cela en vaille la peine et qu'il soit rapidement possible de restaurer de bons niveaux d'énergie après l'effort. Cette démarche est la même chez l'intégralité des mammifères peuplant la terre.

C'est précisément pour cette raison que l'exercice physique modéré à intense est si essentiel à notre santé. Sans lui, nous stockerions trop d'énergie, trop de graisses, trop de sucres... Notre corps n'est absolument pas fait pour cela.

Or c'est précisément ce qui se passe aujourd'hui. Nous sommes tellement immobiles, tellement dans l'accumulation d'énergie que notre corps se dérègle, n'arrive plus à gérer les mécanismes sous-jacents à l'utilisation brutale, momentanée et régulière de grandes réserves énergétiques.

Rétrospectivement, si l'on analyse les niveaux d'activités des tribus de chasseurs-cueilleurs contemporains, nous découvrons, comme dans cette étude de septembre 2023*, que ce schéma d'activité répond avant tout aux besoins vitaux des humains :

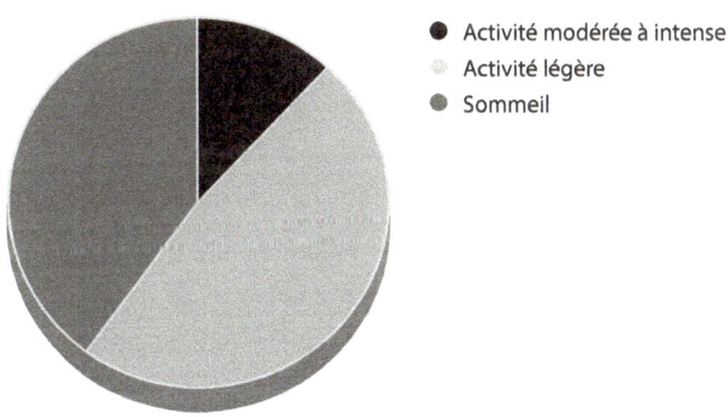

On peut alors constater que, bien qu'ils soient inactifs une bonne partie de leur journée, les chasseurs-cueilleurs bougent régulièrement de façon modérée à intense. Ainsi, ils consacrent en moyenne 90 à 170 minutes par jour à ce type d'activité. Sachez que les organisations de santé indiquent qu'il est nécessaire

* https://onlinelibrary.wiley.com/doi/10.1002/ajpa.24846.

pour un adulte de s'exercer 150 minutes... par semaine pour rester en bonne santé ! Vous voyez le problème, le fossé qui sépare la réalité de notre évolution des dogmes qui régissent notre système de santé ?

Revenons à l'étude et concentrons-nous sur l'activité modérée à intense.

1. Une activité modérée serait, à cette époque, la construction d'un abri ou une marche de 9 km chargée d'une proie sur le dos. Aujourd'hui, ce serait une randonnée soutenue en montagne.
2. Une activité intense serait un sprint, une chasse à courre, l'escalade d'une paroi rocheuse ou un combat.

Si on analyse précisément cette étude, on s'aperçoit que ces niveaux d'activités étaient lissés sur la semaine. Dans les faits, l'activité modérée à intense était réalisée une à deux fois par semaine, probablement lors des jours de chasse, le reste de la semaine étant consacré aux activités du campement. Cette composante est importante, car on voit que, d'un point de vue évolutionniste, nous n'avons jamais réalisé d'activité modérée à intense de façon soutenue chaque jour, mais plutôt sur de longues journées au cours desquelles la dépense énergétique était très importante.

Pour simplifier, retenons donc que le modèle d'activité physique qui a soutenu notre évolution depuis l'aube de l'humanité est le suivant :

1. Mouvement quotidien, régulier, tout au long de la journée (marche, transport d'objets...).

2. Phase d'activités modérées à intense, une à deux fois par semaine (chasse, combats, jeux...).
3. Longues phases de repos et de récupération (vie du campement, socialisation).

La sédentarisation : de nomades chasseurs-cueilleurs à la révolution agricole

La sédentarisation a eu un impact profond sur notre façon de trouver les ressources indispensables à notre survie. De chasseurs-cueilleurs, nous sommes passés progressivement au statut d'agriculteurs et d'éleveurs.

Bien que cette sédentarisation ait pu permettre, au cours du temps, l'émergence du commerce, nous avons également créé *de facto* une dépendance aux stocks. En quittant la forêt, nous avons dû trouver de nouvelles façons de conserver les aliments et de les faire pousser à l'endroit où nous vivions. Cette dépendance énergétique a inévitablement engendré des tensions sociales et culturelles et des jalousies, une composante forte de la nature humaine. Le besoin de conquérir des terres fertiles et riches fut à l'origine de nombreuses guerres, mais également de famines terribles. Les recours à la force pour défendre ces terres des barbares et l'appel aux dieux fut sans conteste l'une des raisons qui ont poussé plusieurs civilisations à pratiquer une activité physique spécifiquement dédiée à la guerre.

Les combats et l'entraînement guerrier ont effectivement pris une place prépondérante à certaines époques. Ainsi, au Moyen Âge, l'héritage des cultures celtes et germaniques a apporté un certain nombre d'épreuves physiques. Les guerriers germaniques étaient connus pour leur force physique et leur compétence au combat, et les compétitions de force physique étaient courantes. Les tournois de chevaliers étaient également populaires, mettant en avant l'adresse équestre et la bravoure.

En Égypte antique, les arcs et les flèches découverts dans la tombe de Toutânkhamon en novembre 1922 par Howard Carter ainsi que les hiéroglyphes et les inscriptions qui jalonnent son tombeau révèlent le rôle central de la chasse et de la guerre dans la culture égyptienne antique.

En Chine, plus de deux mille ans avant notre ère, il existait plusieurs formes de pratiques physiques guerrières comme le relatent certains textes anciens, tels que le *Daoxue zazhi* (*Journal de l'éducation morale*) de Fan Chengda. Les soldats étaient formés à diverses techniques de combat, dont certaines ont évolué pour devenir des arts martiaux tels que le kung-fu. Ces pratiques n'étaient pas seulement des compétences de survie, mais aussi des formes d'expression artistique, philosophique et de discipline personnelle, à l'instar du tai-chi ou du qi gong. Les moines bouddhistes ont d'ailleurs largement contribué à la popularisation des arts martiaux sur la planète, devenant des disciplines spirituelles autant que physiques.

Les prémices du sport spectacle

C'est aussi en Chine que l'on trouve les premières traces du sport spectacle. Le cuju par exemple était un ancien jeu de balle chinois ressemblant beaucoup au football moderne. Les joueurs devaient marquer des buts en faisant passer une balle à travers un filet. La natation était également un sport pratiqué dans la Chine antique, avec des compétitions organisées dans les cours d'eau et les lacs.

Les Chinois étaient réputés pour leurs compétences en natation, et certains ont contribué à l'élaboration de techniques de sauvetage aquatique encore utilisées aujourd'hui. La natation et le cuju étaient souvent l'occasion de grands spectacles organisés lors de festivals et de cérémonies impériales permettant aux empereurs d'identifier les meilleurs joueurs, ceux qui constitueront leur garde royale.

Chez les Mayas, l'une des civilisations les plus avancées de son temps, le sport était également considéré comme un moyen de montrer son habileté et sa valeur physique aux dieux. Ainsi, au-delà de la lutte ou de la chasse, les Mayas pratiquaient presque quotidiennement le pok-ta-pok, un jeu d'équipe exigeant, où les participants devaient manœuvrer une balle de caoutchouc à travers un anneau, en usant uniquement de leurs hanches, genoux et coudes.

La Grèce antique, berceau de l'esthétique corporelle et du sport thérapeutique

La notion d'exercice physique connaît un tournant entre le IXe siècle av. J.-C. et le Ier siècle apr. J.-C. en Grèce antique, où l'on trouve les bases de ce qui deviendra l'activité physique au sens physiologique du terme.

La civilisation grecque dessine alors les contours d'une pratique physique plus hygiéniste poussant les personnes à une forme d'autodiscipline personnelle destinée à renforcer le corps et l'esprit. Il faut bien comprendre que les Grecs anciens avaient une vision holistique de la vie, où le corps et l'esprit étaient interdépendants. C'est le fameux *Mens sana in corpore sano* de Juvénal.

Cette approche de l'exercice physique a été en grande partie influencée par des médecins comme Hippocrate ou par les philosophes stoïques, qui prônaient l'équilibre entre l'exercice physique et la vertu morale.

Pour les stoïciens, qui ont beaucoup influencé mon approche, l'exercice physique était essentiel pour cultiver la force intérieure et la résilience face aux défis de la vie. Ils considéraient l'exercice comme un moyen de développer la résilience et de renforcer la vertu, car il exigeait la maîtrise de soi, la persévérance et la discipline. Sénèque, par exemple, a écrit que « nous sommes nés pour l'action », soulignant ainsi l'importance de l'activité physique dans la vie humaine.

L'école helléniste fut aussi le socle d'une révolution artistique mettant en valeur, au travers de peintures et de sculptures, l'esthétique corporelle comme symbole de santé, de sagesse et de longévité. Elle fut à l'origine d'une approche plus expressive du corps, quittant ainsi le dogme du physique brutal du guerrier.

Après avoir été laissée en désuétude, l'expression physique et sportive fut remise au goût du jour, au XIXe siècle, par l'école suédoise.

Le XXe siècle : de la première guerre aux prémices du fitness

Cette période a été marquée par des changements sociaux, économiques et scientifiques qui ont influencé la manière dont les gens abordaient l'exercice physique.

La Première Guerre mondiale a eu un impact majeur sur la perception de l'exercice physique. Les besoins militaires ont conduit à la mise en place de programmes d'entraînement physique intensif pour les soldats qui ne sont pas sans rappeler ceux utilisés par les soldats et guerriers de l'époque antique. L'exercice est devenu un élément central de la préparation militaire, avec des activités telles que la gymnastique et la musculation.

Après la guerre, de nombreux anciens combattants ont continué à s'entraîner, contribuant ainsi à la popularité croissante de l'exercice physique dans la société civile. Les avantages de la remise en forme et de la condition physique sont devenus plus largement reconnus. C'est au milieu du XXᵉ siècle où l'obésité n'était encore que marginale que les gens ont commencé à participer à des activités sportives et de loisirs pour compenser la sédentarité au travail induite par l'industrialisation du travail.

En parallèle, face à l'émergence de certaines maladies comme le diabète et les maladies cardiovasculaires, certaines avancées scientifiques ont commencé à éclairer la compréhension de l'exercice physique et de la physiologie notamment sur le système cardiovasculaire, la musculation et la perte de poids ainsi que leur contribution évidente à la santé et au bien-être.

Le XXᵉ siècle, c'est aussi l'émergence de l'hébertisme, un système d'éducation physique qui met l'accent sur les mouvements naturels du corps humain, à l'instar de celui qu'utilisaient nos ancêtres du Paléolithique. Développée par Georges Hébert, un officier de marine français né en 1875, cette méthode vise à développer la force, l'endurance, la coordination et la polyvalence en utilisant des mouvements inspirés par la nature. Hébert pensait que les mouvements humains devraient être basés sur les actions naturelles de l'homme dans son environnement naturel.

Cela signifie que les mouvements devraient être fluides, polyvalents et fonctionnels. L'hébertisme repose sur dix mouvements naturels, notamment la marche, la course, le saut, la quadrupédie, l'escalade, l'équilibre, les rotations, la natation, la musculation et la relaxation.

L'hébertisme aura un impact très important sur le développement de pratiques corporelles spécifiques nommées paléo-fitness, à l'instar de la méthode MovNat, développée dans les années 2000 par le Français Erwan Le Corre. Cette méthode, aujourd'hui très populaire, s'inspire grandement du travail de Georges Hébert et s'appuie sur le potentiel fantastique du corps humain tant au travers du mouvement naturel que des capacités combatives ou aquatiques des pratiquants. Le MovNat fait partie d'un mouvement plus large avec ses adeptes, dont je fais partie, nommé « Paléo ».

Hollywood et le bodybuilding

En parallèle, aux États-Unis et en France, les médias en pleine effervescence ont également joué un rôle dans la promotion de l'exercice physique. Les films, les émissions de télévision et les publicités ont souvent mis en avant des images de personnes actives et en forme. Les icônes du sport et de la remise en forme sont devenues des modèles pour de nombreuses personnes, les incitant à s'engager dans des activités physiques.

Le fitness, en tant qu'industrie et mode de vie, a évolué bien au-delà des simples séances d'entraînement en salle de sport pour devenir une véritable révolution mondiale dans le monde de la santé, de la forme physique et du bien-être. Mais cette notion doit être prise avec un peu de recul.

C'est dans les années 1950 et 1960 que le culturiste Jack LaLanne est devenu une figure emblématique de la télévision américaine. Il a animé le premier programme télévisé sur l'exercice physique et a encouragé des millions de téléspectateurs à adopter un mode de vie plus actif. Son influence a été immense dans la promotion du fitness en tant qu'activité quotidienne.

Mais c'est à partir des années 1980 que Jane Fonda, avec son programme d'aérobic (concept intéressant, mais ne reposant sur aucun fondement physiologique et sur lequel nous reviendrons plus bas), mais surtout Arnold Schwarzenegger, l'une des figures les plus emblématiques du *bodybuilding* professionnel, propulsent le fitness et le *bodybuilding* dans une autre dimension. Aujourd'hui, il n'existe pas une seule ville qui ne dispose pas de centres de fitness et de salles de sport, permettant théoriquement à tout le monde de poursuivre ses objectifs de santé et de définition musculaire.

Je dis bien théoriquement, car trois facteurs sont venus ternir ce tableau.

D'une part, il est généralement considéré comme acquis que construire du muscle et dessiner son corps demande du temps et de la persévérance, deux éléments que beaucoup n'ont pas à notre époque.

- du temps, car beaucoup pensent que le seul moyen de construire du muscle est de passer du temps en salle à soulever de la fonte. C'est faux, nous le verrons ensuite ;
- d'autre part, les risques de blessures sont exponentiels. Soulever des poids avec une mauvaise forme vous expose inévitablement à des blessures pouvant parfois être particulièrement longues à guérir, réduisant ainsi à néant tous vos efforts ;

- enfin, l'utilisation de drogues stéroïdes et autres dopants, courant dans le milieu sportif, a dégradé rapidement l'image « santé » que le *bodybuilding* avait consolidée (au point que nous sommes aujourd'hui contraints de parler de *bodybuilding* naturel...). C'est un petit peu comme l'alimentation naturelle et la nécessité de préciser qu'elle soit bio en quelque sorte...

Comprenez que ce que recherchent les *bodybuilders* (pour des raisons esthétiques et d'image de soi), c'est l'hypertrophie musculaire, c'est-à-dire la prise de masse musculaire.

Nous en revenons encore une fois à l'utilisation de l'énergie. Il n'y a rien de physiologique à disposer d'une très importante masse musculaire. Notez bien que dans la nature, les personnes ayant le plus de masse musculaire sont celles qui vont consommer le plus d'énergie et donc de ressources alimentaires, pour maintenir leur musculature bien sûr, mais également l'ensemble des besoins métaboliques associés. C'est une charge pour la survie et la pérennité de notre espèce.

Pourquoi croyez-vous que les animaux qui vivent le plus longtemps sont souvent plus petits et que les centenaires font rarement 2,10 m et 120 kg ? Retenez par ailleurs qu'une masse musculaire exagérée, ce n'est pas forcément plus de force, mais c'est en revanche plus de blessures et de pressions sur les articulations, avec en ligne d'horizon, une arthrose chronique, progressive et irréversible. Nous aborderons ce point un peu plus loin.

L'âge du *Quantified self* et des IAs

Notre époque est formidable. Nous vivons une révolution technologique totale mêlant l'agrégation de données à une incroyable puissance de calcul et d'apprentissage informatique permettant aux intelligences artificielles et aux algorithmes de suivre et de personnaliser de plus en plus finement votre programme d'entraînement, de calculer les temps de repos nécessaire et les calories brûlées. C'est le temps du *Quantified self*, et quel incroyable potentiel pour les athlètes !

Maintenant, est-ce réellement une révolution santé pour le quidam, pour les gens, comme vous ou moi, qui ne visent pas la performance à tout prix, mais une santé pérenne et résiliente ?

Bien que les objets de fitness connectés présentent un intérêt dans la gestion à long terme de la perte de poids, rien ne prouve que l'application de principes simples et continus ne permettent d'obtenir le même résultat. En fait, ce qui reste compliqué dans l'agrégation des données, c'est d'obtenir une vision à 360 degrés du mode de vie de l'utilisateur.

Plusieurs études ont par ailleurs montré que le *Quantified self*, le fait de passer un temps pathologique à suivre et analyser nos données santé, pouvait représenter un risque de dépendance numérique, d'isolement et de stress associé à la surveillance permanente des données santé et des écarts enregistrés par rapport aux objectifs. Grâce à l'émergence des objets connectés et en particulier des montres de *tracking*, beaucoup de sportifs amateurs passent en effet une bonne partie de leur temps à surveiller leur fréquence cardiaque au repos, le nombre de pas réalisés, la qualité de leur sommeil, les calories brûlées ou leur niveau de stress...

Mais est-ce que cela change réellement la donne sur le long terme sur l'ensemble de la population connectée ? La réponse est simple : non, absolument pas. Les objets connectés sont contre-productifs et inutiles dans la majorité des cas.

À une époque où les maladies métaboliques explosent partout dans le monde, le meilleur moyen d'améliorer sa santé durablement et d'obtenir des résultats tangibles sur nos marqueurs de santé, c'est la régularité et l'intensité couplées à une approche holistique. Et pour être régulier, il faut un programme simple et soutenable. Or, le *Quantified self* n'a, pour le moment, jamais permis d'établir un programme adapté et soutenable. Par ailleurs, l'intelligence artificielle est pour le moment incapable de prévoir le risque de blessure, si prévalent dans le sport, en musculation et en running en particulier.

Pour ma part, je considère qu'une approche simple et minimaliste de l'exercice physique offre une base saine pour optimiser sa santé et permet déjà de garantir des résultats physiques et métaboliques à tout âge de la vie. Encore faut-il trouver le parfait équilibre bénéfices-risques.

Et cette approche, je vous propose de la découvrir avec moi, en nous appuyant sur la science.

Car aujourd'hui, la science de la physiologie humaine, de la biomécanique et de l'exercice physique nous éclaire sur une approche radicalement différente de la musculation, permettant de stimuler un nombre impressionnant de stimuli physiologiques et de biomarqueurs en limitant au maximum le risque de blessure. L'exercice physique dit « physiologique » s'oppose en cela directement au *bodybuilding*, aux sports aérobies et aux sports de loisirs. C'est une nouvelle forme d'approche que je défends et que vous pouvez intégrer directement dans votre quotidien.

Pour conclure sur ce chapitre, force est de constater que la notion même d'exercice physique bien qu'ayant connu des formes différentes au cours de l'histoire a glissé, au cours des siècles, d'une logique fonctionnelle et utilitaire à une approche guerrière et tribale puis esthétique et orientée vers la performance, non sans engendrer, là encore, un certain nombre de dysévolutions. Et c'est ce que nous allons voir maintenant.

Principes physiologiques du mouvement et de l'exercice physique

La notion de « marge physiologique »

Avant de commencer sur ce chapitre clé dédié à la physiologie du muscle et de l'exercice physique, je voudrais m'attarder sur une réalité biologique. Il existe un indicateur permettant de connaître l'état de santé global d'une personne au cours de sa vie en se focalisant sur ses niveaux minimal et maximal d'activité physique. Cet indicateur se nomme « marge physiologique* ».

Pour mieux le comprendre, dites-vous qu'il mesure la différence entre ce que vous pouvez faire de moins fatigant (comme rester sur votre canapé à somnoler) et de plus exténuant (comme courir un sprint en montée par exemple) sur l'ensemble de vos indicateurs physiologiques. Plus cette marge est importante, plus vous êtes en bonne santé, plus elle est réduite, plus votre santé s'amenuise. Cet indicateur permet alors d'avoir une idée générale

* https://www.youtube.com/watch?v=PuEck67Asxw.

de la capacité cardiaque, pulmonaire, musculaire et globale d'une personne. Nos ancêtres chasseurs-cueilleurs servent d'étalon de la marge physiologique. Elle était exceptionnelle.

Un rugbyman aura ainsi probablement une meilleure marge physiologique qu'un *bodybuilder* de haut niveau, mais ce bodybuilder aura une bien meilleure marge physiologique qu'un homme sédentaire de 70 ans. La réalité est qu'au cours des siècles, cette marge s'est considérablement réduite sur l'ensemble de la population des pays industrialisés. Pour autant, nous n'avons jamais bénéficié d'autant de structures sportives et d'incitation à bouger…

Alors, pourquoi cette réduction ? La réponse n'est pas unique, mais il faut bien comprendre que « faire du sport » ne veut pas dire courir autour du lac le dimanche matin. Faire du sport de la meilleure façon possible, c'est utiliser tout le potentiel biologique de votre corps, au travers de l'exercice physique certes, mais aussi de l'alimentation, de la respiration et du mode de vie en général, tout en limitant au maximum le risque de blessure qui réduirait immédiatement votre marge physiologique. Pour atteindre une marge physiologique importante et pérenne grâce à l'exercice physique, il faut d'abord comprendre la façon dont vos muscles agissent sur votre physiologie et pourquoi les faire travailler vous permet de rester en forme pour longtemps.

Un autre aspect clé de l'amélioration de la marge physiologique est la stabilité. Cette notion de stabilité est tout aussi importante que la force et la masse musculaire. Vous devez travailler votre stabilité et votre « core », c'est-à-dire l'entièreté des chaînes musculaires impliquées dans les mouvements de tous les jours.

À partir de 60 ans, vous avez 40 % de chance de manquer de muscles stabilisateurs du tronc, ce qui se traduit le plus souvent par une chute à un moment tout à fait anodin. À partir de 70 ans, une fracture du col du fémur réduit considérablement votre espérance de vie à douze mois.

Ce que je vous propose, ce n'est pas de faire de vous un bodybuilder ou de vous préparer à votre sport favori. Non, il y a des coachs qui le font très bien. Ce que je souhaite vous transmettre, c'est une routine d'entraînement simple et praticable par tous destinée à renforcer votre métabolisme et à optimiser votre santé durablement. Commençons par un peu de physiologie.

Arrêtez de vous focaliser sur le cardio, et misez aussi sur la musculation

La notion de cardio remonte aux années 1960, lorsque des chercheurs et des médecins américains ont commencé à s'intéresser aux effets de l'exercice sur la santé cardiovasculaire, notamment en raison des problèmes cardiaques du président Eisenhower. Recherches qui donneront alors lieu à l'une des plus grandes fraudes scientifiques de l'histoire...

Un certain nombre de chercheurs, dont un certain Ancel Keys, mènent alors une étude nommée *The Seven Countries study**, partant du postulat que les problèmes cardiaques proviennent des graisses saturées. Cette étude analysera en profondeur sur un ensemble de pays sélectionnés le ratio entre la consommation moyenne de graisses saturées et le nombre d'accidents cardiaques

* https://pubmed.ncbi.nlm.nih.gov/6739443/.

et cardiovasculaires. Mais sur la courbe qu'il construit, Ancel Keys laisse volontairement de côté deux pays qui faussent totalement ce qu'il essaye de démontrer, la France et la Finlande. Or, si les deux pays consomment des graisses saturées en quantités égales, le risque d'infarctus est sept fois plus élevé en Finlande qu'en France.

Cette étude ne prouve donc à aucun moment que les graisses saturées soient responsables des accidents cardiaques. Ce fut le point de départ d'une politique nutritionnelle globale destinée à faire diminuer la consommation de produits animaux au profit des céréales, des produits laitiers... et du sucre. Aujourd'hui encore, cette étude sert malheureusement de standard pour les recommandations nutritionnelles françaises. Or la population n'a jamais connu autant de problèmes cardiaques. Cela provient donc d'autre chose. Toujours est-il qu'en partant de la *Seven Countries study*, ce n'est pas seulement un business nutritionnel anticholestérol qui se met en place à cette époque, mais également une vraie révolution autour de l'exercice physique. Avec l'augmentation de la consommation de produits céréaliers et sucrés, la population grossit, les problèmes cardiovasculaires se généralisent.

De nouvelles études réalisées selon un protocole beaucoup plus sérieux et fiable que la *Seven Countries study* révèlent en effet que les graisses saturées, le cholestérol LDL et les produits animaux ne jouent pas de rôle direct dans la survenue de problèmes cardiaques***. En revanche, un grand nombre d'études montrent depuis longtemps que la résistance à l'insuline

---

* https://twitter.com/Mangan150/status/1564655419758235648.

** https://heart.bmj.com/content/108/12/932.

(ou insulino-résistance*) et le manque d'exercice physique régulier augmentent très significativement le risque d'accidents cardiaques** à partir de 40 ans***.

Le concept d'aérobic

L'aérobic, un concept inventé par le Dr Kenneth Cooper, explose dans toutes les salles de sports. Celui-ci pensait à l'époque qu'il était possible d'isoler le système cardiovasculaire des autres systèmes du corps (musculaire, tendineux, osseux...) et que l'exercice aérobic semblait être ainsi le meilleur moyen de brûler des graisses, mais surtout de protéger son cœur.

Aujourd'hui, on sait que ce n'est pas le cas et que l'activité physique, qu'elle soit aérobie ou anaérobie, produit des effets bénéfiques sur tous les systèmes du corps****.

Les exercices aérobies sont caractérisés par une activité physique prolongée à une intensité modérée nommée « zone 2 » et qui peut être maintenue sur une longue période (footing, natation, marche rapide...). Pendant l'exercice aérobie, le corps utilise principalement l'oxygène pour produire de l'énergie, ce qui peut s'avérer utile pour la santé cardiovasculaire.

Le Dr Peter Attia, médecin, chercheur et expert en performance humaine, en particulier dans le domaine de la longévité et de la santé métabolique, est également un partisan de l'entraînement

* https://www.nejm.org/doi/pdf/10.1056/NEJMoa2007123?listPDF=true.

** https://www.ncbi.nlm.nih.gov/pmc/articles/PMC6481017/.

*** https://www.ncbi.nlm.nih.gov/pmc/articles/PMC10069006/.

**** https://www.ncbi.nlm.nih.gov/pmc/articles/PMC5329739/.

en zone 2. Son travail remarquable à ce sujet nous permet de mieux comprendre les impacts physiologiques de ce type d'entraînement. Les nombreuses études portées sur l'entraînement en zone 2 ont permis l'émergence d'un grand nombre d'exercices physiques aérobies, destinés à renforcer le cœur et la santé des pratiquants, comme le jogging, pratiqué aujourd'hui par des millions de personnes à travers le monde.

Mais si le jogging revêt des bienfaits pour la santé considérables que je ne remets pas en question, en particulier sur le système cardiovasculaire, il peut aussi entraîner des risques de blessures non négligeables sur vos articulations, vos tendons et vos ligaments en raison de l'impact que le cardio a sur la fonte musculaire. Cette diminution de la masse musculaire, nommée sarcopénie, est directement corrélée, sur la durée, à une fragilité des articulations avec un risque accru de blessures aux genoux, à la hanche et au dos. C'est notamment le cas chez les personnes pratiquant le jogging très occasionnellement ou au contraire de façon trop régulière et intense.

Selon le Dr Doug McGuff, médecin urgentiste américain, spécialiste de la biomécanique et de la physiologie humaine et auteur du livre *Body by Science** : « Plusieurs études ont documenté que 60 % des coureurs sont blessés en moyenne chaque année, avec une blessure de course survenant toutes les cent heures de performance. Les répercussions des contraintes infligées par la course à pied ne se manifestent généralement qu'après une période s'étalant sur quinze à vingt années de pratique assidue, généralement

* McGuff D. et Little J., *Body by Science*, McGraw-Hill Education, 2009.

autour de 40 à 50 ans. À ce stade, ils font le constat douloureux que la simple action de monter un escalier devient une épreuve marquée par des douleurs articulaires aux genoux. »

En plus des exercices aérobies, vous avez besoin de muscler votre corps tout au long de votre vie. C'est indispensable. Dans les faits, vous utilisez l'oxygène de façon tout aussi efficace dans les exercices anaérobies tout en stimulant la croissance musculaire.

Ma recommandation est donc, pour garantir une santé et une longévité remarquables, d'alterner les exercices aérobies (zone 2) et les exercices anaérobies (musculation), avec différents niveaux d'intensité. l'autre composante est l'amélioration de la VO_2max dont nous allons reparler dans le prochain chapitre.

En gros, d'alterner régulièrement marche, course/vélo/rameur/sprints à haute intensité et entraînement de force.

Ce faisant, vous donnez à votre corps les stimuli ancestraux dont il a besoin pour s'adapter et se renforcer sur la durée.

Votre rythme cardiaque augmente et renforce indubitablement le cœur sur la durée, stimule la sensibilité à l'insuline, accélère le transit, protège du cancer*** notamment colorectal*** et stimule la neurogenèse et les facteurs cataboliques et anaboliques. Et vous allez le voir, aussi étonnant que cela puisse paraître, tout commence par le muscle…

* https://www.nature.com/articles/srep39975.

** https://www.ncbi.nlm.nih.gov/pmc/articles/PMC5323166/.

*** https://www.ncbi.nlm.nih.gov/pmc/articles/PMC6522766/.

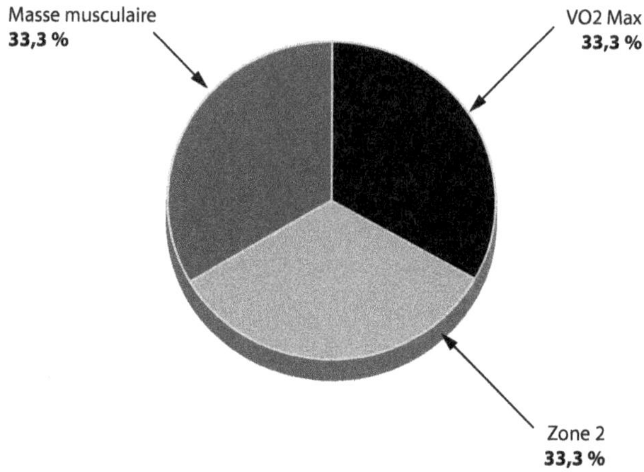

Les 3 facteurs principaux de santé et longévité

LES AVANTAGES DE L'EXERCICE À HAUTE INTENSITÉ

L'exercice à haute intensité :

- protège indubitablement de la sarcopénie, la fonte musculaire, et donc du facteur n° 1 d'immobilité et donc d'effondrement de la marge physiologique. Aujourd'hui, la majorité des plus de 65 ans sont en dessous de la marge physiologique considérée comme normale pour leur âge, accusant 30 % de moins de muscles qu'une personne s'étant entraînée régulièrement tout au long de sa vie. La sarcopénie est la principale raison de cet effondrement ;
- augmente significativement **votre espérance de vie en bonne santé**, considérée comme garantissant votre autonomie physique par opposition à l'espérance de vie théorique qui ne tient pas compte de votre état de santé global ;

- améliore la perfusion des artères coronaires et donc la totalité de votre système cardiovasculaire ;
- diminue la tension artérielle diastolique et systolique ;
- améliore la sensibilité à l'insuline et protège du diabète de type 2 ;
- améliore et stabilise l'humeur ;
- stimule la neurogenèse et protège des maladies neurodégénératives ;
- augmente la respiration cellulaire et la santé mitochondriale ;
- ralentit le vieillissement.

Rien que ça !

Pour bien comprendre les mécanismes en jeu, voyons maintenant comment fonctionnent vos muscles.

Comprendre la physiologie du muscle

• Les mouvements musculaires

Notre corps contient six cents à sept cents muscles distincts dont :

- **les muscles squelettiques**, attachés aux os et responsables de la contraction volontaire, permettant les mouvements du corps ;
- **les muscles lisses**, qui se trouvent dans les organes internes, tels que les intestins, les vaisseaux sanguins, et le tube digestif, sont responsables de fonctions telles que la contraction involontaire des organes ;
- et **les muscles cardiaques** qui correspondent au tissu musculaire qui compose le cœur, sont responsables de la pompe sanguine dans tout le corps.

La plupart des muscles réalisent trois types de mouvements essentiels dans le développement de la force, de la masse musculaire et de la performance physique : le mouvement concentrique, le mouvement isométrique et le mouvement excentrique.

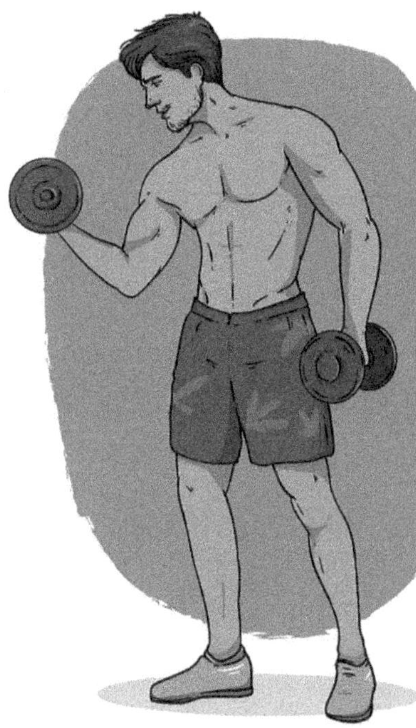

Prenons l'exemple d'un biceps curl avec un haltère (flexion du biceps, voir le dessin ci-dessus).

- dans cet exercice, **le mouvement concentrique** est la phase où vous soulevez la charge en fléchissant le coude. C'est la phase où le muscle biceps brachial se contracte pour soulever la charge du point le plus bas du mouvement jusqu'à la position la plus haute ;

- **le mouvement isométrique** se produit à la fin de la phase concentrique et au début de la phase excentrique. Lorsque vous atteignez le point le plus haut du mouvement, où votre avant-bras est fléchi à son maximum, vous pouvez maintenir cette position pendant une courte période avant de redescendre la charge. C'est ce moment de maintien statique à la fin de la phase concentrique qui constitue le mouvement isométrique ;
- enfin, **le mouvement excentrique** se produit lorsque vous abaissez lentement la charge vers sa position de départ. C'est la phase où le muscle biceps brachial s'étire tout en contrôlant la descente de la charge.

Maintenant que vous faites le distinguo entre les trois types de mouvements musculaires, il faut analyser leurs impacts physiologiques, car ces mouvements stimulent différentes fibres musculaires.

ZOOM SUR LES FIBRES MUSCULAIRES

Les fibres de type I (lentes) sont également appelées fibres musculaires à contraction lente ou à contraction lente oxydative. Elles sont riches en mitochondries et en capillaires sanguins, ce qui leur permet de produire de l'énergie de manière aérobie (en utilisant l'oxygène) de manière efficace. Les fibres de type I sont résistantes à la fatigue et sont principalement responsables de la posture et de l'endurance musculaire. Elles résistent longtemps à la fatigue, à condition de bien respirer pendant l'exercice et de consommer peu d'énergie. Le développement des fibres I répond directement à l'endurance et donc à la capacité du corps à maintenir des exercices soutenus.

Les fibres musculaires de type II se divisent en deux sous-catégories, les fibres de type IIa et les fibres de type IIb (ou IIx).

Les fibres de type IIa sont également appelées fibres à contraction rapide capables de produire de l'énergie à la fois de manière aérobie et anaérobie. Elles sont donc une résistance intermédiaire à la fatigue et permettent de résister aux efforts musculaires soutenus, mais demandent une très grande dépense énergétique. Plus vous respirez de façon lente et contrôlée pendant l'exercice, plus vous permettez à ces fibres de tenir la fatigue. Elles sont particulièrement stimulées lors d'une randonnée physique en montagne avec un dénivelé élevé par exemple.

Les fibres de type IIb sont des fibres à contraction rapide responsables de la génération de force explosive et de la vitesse. Elles s'épuisent donc rapidement et sont destinées principalement à « vous sauver la vie » en cas de danger. Ce sont les fibres mobilisées pendant la réponse « fuite ou combat ». Elles répondent au cortisol et donc à la mobilisation du glycogène et ne dépendent pas de votre façon de respirer puisque dans ce cas, vous hyperventilez généralement.

Maintenant, comprenez que chaque type de mouvement stimule différentes fibres musculaires.

- les mouvements concentriques recrutent principalement les fibres musculaires de type II, adaptées aux contractions rapides et puissantes. Ils favorisent la croissance musculaire et la force explosive. Le mieux est d'hyperventiler légèrement lors de ces mouvements pour stimuler le relargage du glycogène et lui permettre d'être utilisé au mieux pendant l'effort ;

- les mouvements isométriques sollicitent également les fibres de type II, mais de manière moins intense ;
- les mouvements excentriques mettent l'accent sur les fibres de type I, adaptées aux contractions lentes et soutenues. Ils sont importants pour le contrôle musculaire et la prévention des blessures. Ces fibres ayant besoin d'oxygène, il faut contrôler l'expiration à ce moment pour libérer plus d'oxygène aux mitochondries de ces cellules, ce qui bénéficie par ailleurs grandement à votre système cardiovasculaire. Nous le verrons tout à l'heure dans le chapitre consacré à la respiration.

Il est donc essentiel d'intégrer ces trois types de mouvement dans vos exercices de musculation pour garantir le recrutement de l'ensemble des fibres musculaires… et leur adaptation consécutive.

Pour autant, une erreur souvent commise dans les salles de musculation est de travailler « en isolation », c'est-à-dire de ne travailler qu'un muscle ou un petit ensemble de muscles pour stimuler la prise de masse musculaire et l'hypertrophie localisée. C'est avantageux en bodybuilding, mais, d'un point de vue physiologique, cela demande un travail très important pour équilibrer la prise de muscles sur l'ensemble des chaînes musculaires. Le mieux est donc de travailler l'ensemble des muscles directement impliqués sur les différents ensembles de chaînes musculaires, car les muscles ne fonctionnent pas de manière isolée, mais plutôt en coordination les uns avec les autres pour créer un mouvement harmonieux.

- **Les chaînes musculaires**

Les chaînes musculaires sont des systèmes de muscles et de fascias interconnectés qui travaillent ensemble pour effectuer des mouvements complexes et pour maintenir votre posture corporelle. Ces chaînes sont organisées en fonction de leur rôle fonctionnel et de leur interdépendance anatomique.

Deux chaînes musculaires principales doivent être mémorisées.

- la première est **la chaîne postérieure**, qui s'étend de la plante des pieds jusqu'au sommet de la tête. Cette chaîne est essentielle pour maintenir une posture droite, favoriser la mobilité de la colonne vertébrale et permettre la flexion et l'extension du corps. Si vous avez un déséquilibre dans la chaîne postérieure, cela peut provoquer des douleurs lombaires ou des problèmes de genou ;
- une autre chaîne musculaire importante est **la chaîne antérieure**, qui s'étend de la région pelvienne jusqu'au thorax. Cette chaîne est impliquée dans des mouvements tels que la flexion de la hanche, la flexion du tronc et la respiration. Des muscles faibles à cet endroit peuvent modifier votre amplitude respiratoire et générer des crispations au niveau du bassin.

En travaillant conjointement, les muscles des chaînes musculaires permettent une gamme complète de mouvements articulaires, garantissant une flexibilité adéquate et une amplitude de mouvement pour les activités quotidiennes et c'est précisément pour cette raison qu'il faut équilibrer et renforcer les muscles impliqués pour réduire le risque de blessures musculaires et articulaires, en répartissant uniformément la force sur les articulations et les structures du corps. Dans le domaine sportif, la coordination des chaînes musculaires est cruciale pour améliorer la performance, permettant des mouvements fluides et puissants. Enfin, certaines chaînes musculaires jouent un rôle dans la respiration, en facilitant l'expansion et la contraction de la cage thoracique, c'est ce que nous verrons dans le prochain chapitre.

- **Les archétypes de mouvement**

Les archétypes de mouvements sont des modèles fondamentaux de mouvements humains qui jouent un rôle clé dans la physiologie et la biomécanique du corps. Ce sont les mouvements que nos ancêtres, et donc nous, utilisent depuis la nuit des temps.

Les archétypes de mouvements sont dits polyarticulaires, c'est-à-dire qu'ils font travailler plusieurs articulations simultanément. Ils sont au nombre de six. Trois mouvements de bases et trois mouvements accessoires conçus pour couvrir un large éventail de mouvements humains tout en respectant l'intégrité des chaînes musculaires.

Chacun de ces archétypes de mouvement représente une catégorie de mouvements couramment utilisés dans les activités quotidiennes. Utiliser ces archétypes comme base du mouvement dans vos séances de musculation vous permet de garantir que vos articulations seront préservées et renforcées tout au long de votre vie.

Mouvements de base

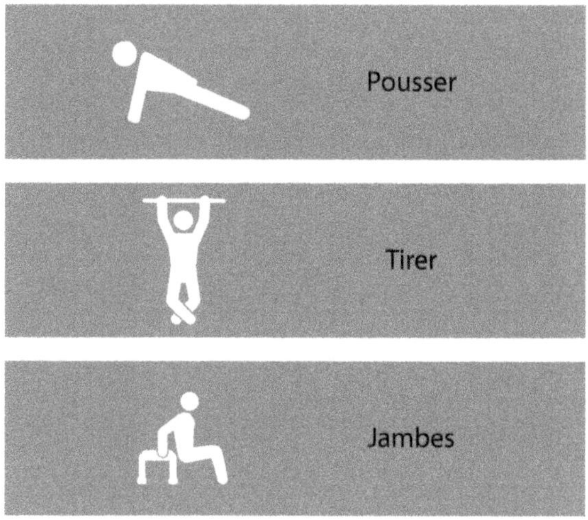

Source : *The P:E Diet*, Ted Naiman, 2019.

Mouvements accessoires

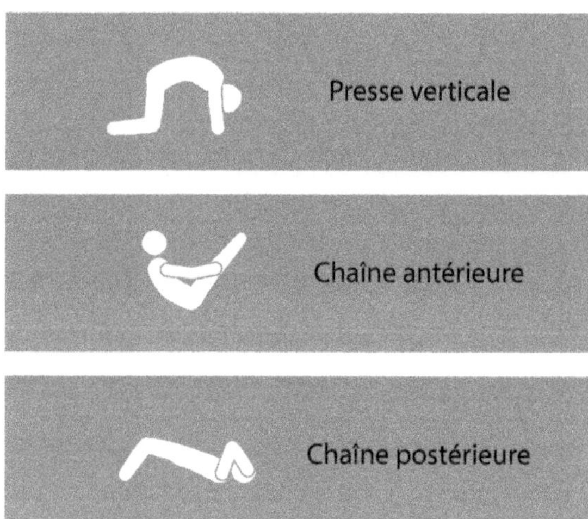

Source : *The P:E Diet*, Ted Naiman, 2019.

Passons-les en revue :

Pousser

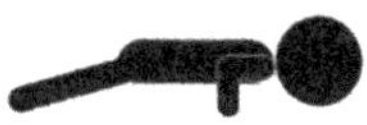

Ce mouvement consiste à pousser un poids loin de vous. Il sollicite principalement les muscles de la poitrine, les triceps et les muscles deltoïdes antérieurs (avant des épaules) ainsi que la chaîne musculaire antérieure, impliquant les muscles situés sur la partie avant du corps. L'un de ces exercices classiques sont les fameuses « pompes ».

Tirer

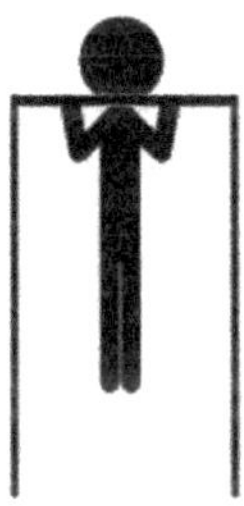

Ce mouvement consiste à tirer un poids verticalement près de vous. Il cible principalement les muscles du dos (dorsaux), des bras (biceps) et des épaules (deltoïdes postérieurs) ainsi que la chaîne musculaire postérieure, impliquant les muscles situés sur la partie arrière du corps. L'un de ces exercices classiques sont les fameuses « tractions ».

Jambes

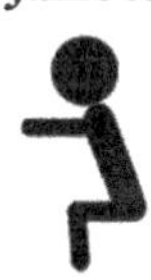

Ce mouvement très complet consiste à pousser un poids à l'aide de vos jambes. Il s'agit souvent du squat. Il engage plusieurs groupes musculaires et articulations.

- quadriceps : les quadriceps, situés à l'avant des cuisses ;
- les ischiojambiers, situés à l'arrière des cuisses, et impliqués pour stabiliser les genoux ;
- les muscles fessiers, impliqués lors de la montée et de l'extension de la hanche ;
- les muscles adducteurs, situés à l'intérieur des cuisses, contribuant à la stabilisation pendant le mouvement ;

- les muscles stabilisateurs du tronc comprenant les abdominaux et les muscles du bas du dos, pour maintenir l'équilibre et la posture pendant l'exercice.

Presse verticale

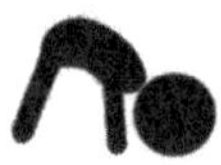

Ce mouvement consiste à pousser un poids loin de vous, au-dessus de la tête. Il sollicite principalement les muscles des épaules, des triceps et certains muscles stabilisateurs ainsi que la chaîne musculaire antérieure, impliquant les muscles situés sur la partie avant du corps. L'un de ces exercices classiques sont les fameux « développés militaires ».

Chaîne antérieure

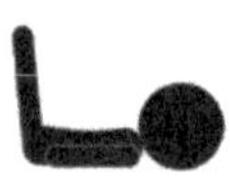

Ce mouvement consiste à stimuler fortement l'ensemble de la chaîne antérieure. Il sollicite principalement les muscles impliqués dans des mouvements tels que la flexion de la hanche, la flexion du tronc et la respiration. Avoir de la puissance sur cette chaîne musculaire est donc essentiel !

Chaîne postérieure

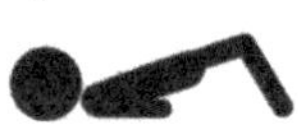

Ce mouvement consiste à stimuler fortement l'ensemble de la chaîne postérieure qui, comme nous l'avons vu, s'étend de la plante des pieds jusqu'au sommet de la tête. Cette chaîne est essentielle pour maintenir une posture droite, favoriser la mobilité de la colonne vertébrale et permettre la flexion et l'extension du corps.

Beaucoup de sports ne suivent pas du tout ces archétypes de mouvement et entraînent, là encore, des déséquilibres et des problèmes sur le long terme. Le tennis, la natation ou le football ne prennent pas en compte ces archétypes et imposent directement des tensions extérieures très fortes aux articulations et aux ligaments. Si vous pratiquez ces sports, il est donc impératif de rééquilibrer l'ensemble de vos chaînes musculaires et vos articulations par la musculation.

- **Le temps sous tension**

Le concept de « temps sous tension » est devenu un élément essentiel de la musculation moderne, mettant l'accent sur la qualité plutôt que sur la quantité des répétitions. Ce concept repose sur l'idée que le temps pendant lequel un muscle est sous tension pendant l'exercice est un facteur critique pour déclencher des adaptations physiologiques bénéfiques. Le temps sous tension (*Time Under Tension*, TUT en anglais) fait référence à la durée pendant laquelle un muscle est activement contracté durant un exercice de résistance. Il s'agit du temps pendant lequel le muscle est soumis à une charge et exerce une force pour maintenir ou déplacer cette charge (un haltère, une bande de résistance ou notre propre poids de corps). Le TUT est généralement mesuré en secondes. Vous le verrez, je propose un TUT global par exercice compris entre quarante-cinq et quatre-vingt-dix secondes.

Au lieu de se concentrer uniquement sur le nombre de répétitions effectuées ou la quantité de poids soulevé, le TUT met donc l'accent sur la vitesse d'exécution des répétitions et la manière dont le muscle est sollicité tout au long de l'exercice. Le temps sous tension revêt ainsi une grande importance en musculation pour plusieurs raisons. Tout d'abord, il permet d'optimiser l'activation des unités motrices, qui sont les unités fonctionnelles des muscles impliquées dans l'adaptation musculaire. En allongeant la durée des contractions musculaires, le TUT peut stimuler davantage de fibres musculaires, ce qui est essentiel pour la croissance musculaire.

De plus, le TUT favorise une tension musculaire continue. Cela signifie que le muscle reste engagé pendant une plus longue période, ce qui peut entraîner davantage de microdéchirures dans les fibres musculaires, déclenchant ainsi la croissance musculaire en réponse à la réparation. Le temps sous tension peut également favoriser la libération d'hormones de croissance, contribuant ainsi à la croissance musculaire et à la réparation tissulaire ainsi que de diverses protéines directement impliquées dans la résilience physiologique, c'est-à-dire la capacité de votre corps à s'adapter à des stress variés. Il améliore la capacité du muscle à résister à la fatigue, ce qui peut avoir un impact positif sur la force fonctionnelle dans des activités quotidiennes et sportives.

Sur le plan physiologique, le temps sous tension est un déclencheur clé de l'hypertrophie musculaire, le processus par lequel les fibres musculaires augmentent de taille en réponse à des stimuli de résistance. Lorsque les muscles sont soumis à une tension continue, des signaux mécaniques et chimiques sont générés, ce qui conduit à l'activation des mécanismes de réparation et de croissance musculaire.

- **La surcharge progressive**

La surcharge progressive est un autre concept fondamental à comprendre en musculation. Ce principe clé repose sur la notion d'augmentation progressive de la résistance ou de la charge de travail imposée aux muscles au fil du temps. En d'autres termes, pour que les muscles se développent et deviennent plus forts, ils doivent être exposés à des niveaux de stress de plus en plus élevés. Cela signifie que l'entraînement en résistance doit être constamment ajusté pour maintenir un *challenge* suffisant pour les muscles.

L'importance de la surcharge progressive réside dans le fait qu'elle stimule des adaptations physiologiques spécifiques dans les muscles. Lorsque les muscles sont soumis à un stress accru, de plus en plus de microdéchirures se produisent dans les fibres musculaires. En réponse à ces microdéchirures, le corps lance un processus de réparation et de croissance musculaire exponentiel. Ce processus de réparation et de croissance musculaire commence par l'activation des cellules satellites, qui sont des cellules musculaires spécialisées impliquées dans la régénération et stimulées pendant les phases de récupération, notamment *via* la voie AMPK dont nous avons déjà longuement parlé dans le chapitre dédié au jeûne. Ces cellules fusionnent avec les fibres musculaires endommagées et contribuent à leur réparation. Cela entraîne une hypertrophie musculaire, c'est-à-dire une augmentation de la taille des fibres musculaires, un peu comme une cicatrice qui prend un peu plus de volume sur votre peau pour la renforcer à l'endroit de la blessure.

La surcharge progressive joue également un rôle clé dans le renforcement de la connexion neuromusculaire. Lorsque la charge de travail augmente progressivement, le système nerveux développe des adaptations pour recruter plus efficacement les unités motrices, ce qui se traduit par une augmentation de la force musculaire. Ces adaptations neurologiques sont essentielles pour maximiser les gains de force.

Une autre facette de l'importance de la surcharge progressive réside dans sa capacité à stimuler la synthèse protéique musculaire. Lorsque les muscles sont soumis à des charges de travail plus élevées, la synthèse des protéines musculaires est activée pour reconstruire et renforcer les fibres musculaires endommagées. Cela favorise non seulement la croissance musculaire, mais aussi la réparation des tissus musculaires après un entraînement intensif.

Il est essentiel de noter que la surcharge progressive ne se limite pas à la seule utilisation de l'ajout de poids à des haltères. Elle peut également être mise en œuvre en ajustant d'autres variables d'entraînement, telles que la vitesse d'exécution, la durée sous tension ou l'angle de votre corps par exemple. Ce qui importe, c'est la progression constante.

- **Courbe de force**

La courbe de force, également appelée « profil de force », représente la relation entre la force musculaire générée par un muscle ou un groupe musculaire et l'angle articulaire de la jointure correspondante. En d'autres termes, elle montre comment la force musculaire varie tout au long de la plage de mouvement d'une articulation donnée. Comprendre comment évolue la courbe de force tout au long des différents mouvements musculaires et son action sur les fibres musculaires est donc capital en renforcement physique. Cette importance réside dans le fait qu'elle révèle des informations précieuses sur la capacité d'un muscle à générer de la force dans différentes positions.

Le concept de courbe de force est étroitement lié à celui de la longueur-tension musculaire. Chaque muscle a une longueur à laquelle il peut produire la force maximale. Lorsque le muscle est étiré au-delà ou contracté en deçà de cette longueur optimale, sa capacité à générer de la force diminue. La courbe de force illustre cette variation de la force en fonction de la longueur musculaire. En gros, comprenez que lorsque vous faites une traction par exemple, votre force évolue tout au long du mouvement depuis la position basse (bras tendu sous la barre) à la position haute (menton au niveau de la barre).

Mais ce n'est pas tout, l'amplitude du mouvement va aller faire travailler différentes fibres musculaires. Les mouvements qui étirent au maximum les muscles vont aller chercher les fibres I alors que les mouvements courts, comme un squat partiel par exemple, vont stimuler davantage les fibres II. Il est essentiel de cibler différentes positions articulaires tout au long de la plage de mouvement pour solliciter l'ensemble des fibres musculaires et optimiser leur développement. En d'autres termes, si vous voulez « épuiser » au maximum vos muscles, vous devez les faire travailler sur une amplitude maximum, dans le respect de vos articulations bien sûr. Faire des mouvements avec des amplitudes limitées va donc permettre un gain de muscle plus axé sur le recrutement de fibres explosives.

C'est le cas par exemple si vous sautez d'un muret. En atterrissant, vos muscles limitent l'amplitude au niveau des genoux et des hanches pour préserver les articulations. Vous stimulez davantage les fibres II et donc la force explosive. Vos gains musculaires et donc votre courbe de force sont limités, car vous n'avez engagé qu'une partie des fibres musculaires sur ce mouvement.

Si en revanche, vous faites une série de pompes en les travaillant sur toute l'amplitude du mouvement, lentement et en respirant convenablement, votre courbe de force sera travaillée dans toute l'amplitude musculaire en recrutant l'ensemble des fibres musculaires à leur maximum.

- **Le rôle majeur des myokines**

Je voudrais enfin terminer cette présentation de la physiologie du muscle par un nouvel éclairage sur le rôle physiologique des myokines sur la santé, la performance sportive et la régulation métabolique.

Parmi l'ensemble des types de muscles de notre corps, les muscles squelettiques vont plus loin que de simplement nous permettre de bouger. Ils sont également des organes endocriniens dynamiques qui communiquent activement avec le reste du corps. Lorsque vous contractez vos muscles de façon suffisamment intense, ceux-ci vont libérer des myokines, de petites protéines qui vont agir comme des médiateurs dans la communication entre les muscles et d'autres tissus, tels que les os, les tendons et le tissu adipeux. Outre leur impact sur la masse musculaire, les myokines peuvent également améliorer la sensibilité à l'insuline, favoriser la santé cardiovasculaire et influencer la dépense énergétique.

L'une des myokines les plus étudiées est l'interleukine-6 (nommée souvent IL-6), qui, bien qu'elle soit produite en petite quantité par les muscles, joue un rôle crucial dans la régulation de l'inflammation. Lorsque les muscles sont sollicités par l'exercice, l'IL-6 est libérée et exerce un effet anti-inflammatoire, aidant à atténuer les processus inflammatoires dans le corps et surtout à engager la réparation musculaire.

Une autre myokine importante est l'irisine, qui a fait l'objet de recherches approfondies en raison de son rôle potentiel dans la régulation du métabolisme. L'irisine est principalement libérée par les fibres I et IIa sous l'impulsion de l'oxygénation et du glycogène. L'irisine est intéressante, car elle est impliquée dans l'exposition au froid que nous verrons dans le chapitre 4. Elle améliore la sensibilité des cellules à l'insuline et stimule la conversion de la graisse blanche en graisse brune afin de produire de la chaleur. Cette conversion peut avoir des implications sur la régulation de votre température bien sûr, mais également dans la gestion du métabolisme énergétique et donc de votre poids et de votre immunité.

Enfin, une autre myokine remarquable est la myostatine, connue pour son rôle dans la régulation de la croissance musculaire. Elle limite la croissance musculaire en inhibant la prolifération des cellules musculaires et en bloquant leur différenciation. En oxygénant correctement votre corps pendant l'exercice *via* la respiration nasale et l'apnée temporaire, vous pouvez volontairement bloquer la production de cette myokine pour stimuler la croissance musculaire. Une autre technique plus récente, nommée BFR (pour *Blood Flow Restriction*), permet d'augmenter l'apport en sang et en oxygène pendant l'effort sur des muscles spécifiques pour en augmenter les gains en force et en volume. Les BFR auraient aussi pour fonction de bloquer la production de myostatine.

Pour conclure sur ce chapitre, mon but n'était pas de vous faire un cours complet sur la physiologie du muscle, mais de vous aider à comprendre le fonctionnement des muscles et comment les faire travailler de la meilleure façon pour en retirer le maximum de bienfaits pour la santé.

Ainsi, on peut voir que, si l'on s'en tient à tout cela, vous pouvez maximiser votre entraînement en travaillant :

- sur les six archétypes de mouvements ;
- en utilisant l'intégralité du mouvement et dans toute son amplitude ;
- dans le respect de vos articulations et des mouvements naturels ;
- en maximisant le temps sous tension, donc en travaillant lentement voire très lentement ;
- en augmentant progressivement la charge ;
- et en respirant convenablement.

Pour vous aider à mieux comprendre quelle est la façon la plus optimale de faire travailler les muscles, je vais donc à présent vous présenter un mode d'entraînement simple qui couvre l'intégralité de la fonction musculaire tout en maximisant le temps passé à vous entraîner, et vous allez être surpris.

COMMENT S'ENTRAÎNER ?

Mobilité, mobilité, mobilité

Avant d'entrer dans le détail de l'entraînement, je me dois de vous rappeler à nouveau que votre corps est fait pour bouger. Le mouvement régulier doit être au cœur de vos préoccupations. Que vous fassiez ou non de la musculation, bouger tout au long de la journée est ESSENTIEL que ce soit pour votre cœur, vos muscles, vos os, vos articulations ou votre système endocrinien.

Le travail en mobilité dans le contexte de la musculation est un aspect souvent sous-estimé, voire négligé par de nombreux amateurs de fitness. Pourtant, il revêt une importance cruciale dans le développement de la force, de la flexibilité, et la préservation de la santé musculaire. Intégrer des pratiques de mobilité dans un programme d'entraînement peut avoir un impact significatif sur les performances athlétiques, la prévention des blessures et, en fin de compte, sur la qualité de vie en général. La mobilité est fondamentale pour exécuter correctement les exercices de musculation, maximiser les résultats et minimiser le risque de blessures.

Kelly Starrett, grâce à son ouvrage influent *Becoming a Supple Leopard*, a grandement contribué à sensibiliser le public à l'importance de la mobilité en musculation. Selon lui, la mobilité peut être définie comme « la capacité à bouger ou à se déplacer librement et facilement ». Il insiste sur le fait que cette capacité est essentielle à la fois pour la performance sportive et pour la santé musculaire.

Ce que Starrett souligne de manière cruciale, c'est que la mobilité ne devrait pas être réservée aux athlètes d'élite. Au contraire, elle est pertinente pour toute personne souhaitant s'engager dans un programme de musculation. Selon lui, la mobilité constitue la base sur laquelle repose la force, et son développement devrait être une priorité pour tous les pratiquants qu'ils fassent de la musculation ou non.

Les avantages du travail en mobilité sont multiples. Tout d'abord, il contribue à améliorer la qualité des mouvements. En travaillant sur la mobilité des articulations, nous réduisons ainsi le risque de blessures tout en optimisant le recrutement musculaire. En mobilisant sans charge les articulations et les muscles avant d'attaquer l'exercice à proprement parler, vous préparez les tissus et les articulations à l'effort. En outre, le travail en mobilité permet aux muscles et aux articulations de mieux absorber les chocs et de s'adapter à d'éventuelles positions inhabituelles.

Cela signifie que des articulations mobiles sont moins susceptibles de subir des contraintes excessives et répétitives et d'être blessées. Par ailleurs, la mobilité offre une gamme de mouvements plus étendue lors de l'exécution des exercices de musculation, ce qui permet aux muscles de travailler sur une plus grande amplitude et, par conséquent, d'accroître leur force et le recrutement des différentes fibres musculaires, tout en maximisant le temps sous tension (TUT) et les effets métaboliques associés (hormones, cardio, myokines...).

Enfin, le travail en mobilité peut contribuer à la réduction des douleurs chroniques, en particulier celles liées à des problèmes musculaires et articulaires. En bougeant régulièrement et dans le respect des amplitudes articulaires, vous stimulez les processus d'adaptation musculo-tendineuses indispensables à une fonction articulaire saine.

QUE VEUT DIRE « BOUGER RÉGULIÈREMENT » ?

Voici ce que je vous recommande en trois points :

- marchez le plus souvent possible. Ne restez pas assis des heures au bureau. Essayez les *standing desks* (bureau debout) ou faites vos réunions en marchant ;
- bougez l'ensemble de votre corps le matin avant de vous mettre à travailler en respectant les six archétypes de mouvement ;

- étirez-vous lentement dans tous les sens et en respirant profondément le soir avant le dîner pendant cinq à dix minutes. Ce faisant, vous sollicitez dès le réveil votre chaîne postérieure et antérieure.

La règle de base : NE PAS SE BLESSER

Le XXIe siècle correspond à l'âge du tracking et de la performance. Les médias sociaux et la mode dangereuse du Crossfit ont suscité un énorme engouement pour la musculation aux poids libres (haltères, barre olympique, kettlebells...) et la quête incessante de soulever des charges toujours plus lourdes. Dans l'esprit de beaucoup de personnes, force et gains musculaires sont synonymes de poids lourds. Cette quête du volume à conduit à une augmentation spectaculaire des accidents et des blessures en salle et à la maison.

Le désir de soulever toujours plus de poids peut pousser les gens à négliger la technique appropriée, la forme, à prendre des risques inconsidérés et à surestimer leurs capacités physiques globales. Cette combinaison de facteurs augmente considérablement le risque de blessures graves et parfois invalidantes.

Les blessures les plus souvent mentionnées par l'utilisation des poids libres touchent principalement :

1. Les muscles : les blessures musculaires, telles que les élongations et les déchirures musculaires, sont fréquentes en musculation. Elles peuvent représenter environ 30 à 40 % des blessures.

2. Les articulations : les blessures aux articulations, telles que les entorses, les foulures et les douleurs articulaires, peuvent constituer environ 20 à 30 % des blessures. Ces blessures contribuent le plus souvent à une arthrose précoce.
3. Les ligaments : les blessures des ligaments, notamment au niveau des genoux (comme les déchirures du ligament croisé antérieur), sont moins fréquentes, mais peuvent représenter environ 10 à 15 % des blessures.
4. Le dos : les douleurs au dos, y compris les hernies discales et les douleurs lombaires, sont également courantes, constituant environ 15 à 20 % des blessures. Elles sont le plus souvent invalidantes sur plusieurs années voire tout au long de la vie.
5. Les tendons : les blessures aux tendons, telles que les tendinites, sont relativement fréquentes et peuvent représenter environ 10 à 15 % des blessures.

Gardez en tête que ces blessures sont longues à guérir et vous empêchent tout accès à votre séance de sport et les conséquences peuvent être dévastatrices. Au-delà de l'invalidité, une interruption de l'entraînement entraîne également une diminution de la qualité de vie et une perte de confiance en soi, de la frustration, de la dépression et de l'anxiété. La peur de rechuter peut également peser lourdement sur l'esprit, entravant la confiance en soi et la motivation pour reprendre l'entraînement. Enfin, le besoin de rester inactif ou de limiter considérablement l'activité physique peut entraîner une perte de force musculaire et de masse.

Alors, quelle est la solution pour conserver une balance bénéfices-risques favorable ?

Il existe trois alternatives excellentes aux poids libres pour éviter les accidents, mais elles ont chacune leurs avantages et inconvénients :

Les machines

Particulièrement sécurisées, elles vous permettent de travailler avec la bonne technique et réduisent ainsi énormément les risques de blessures. Elles sont faciles à utiliser et offrent une grande variété d'utilisations. Pour autant, les machines demandent un accès à la salle de sport (souvent très coûteux), ce qui requiert de la motivation et sont souvent occupées par d'autres pratiquants.

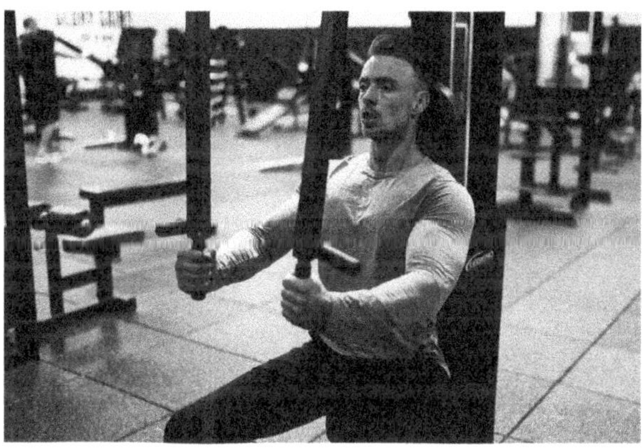

Source : Unsplash.

Les bandes élastiques

Portables, versatiles et peu coûteuses, les bandes de résistances élastiques sont également très sécurisantes et tout aussi efficaces que les poids libres dans la prise de force, de masse musculaire et de densité osseuse. Elles sont très polyvalentes et offrent une grande variété d'exercices polyarticulaires et en isolation, sur différents plans (vertical ou horizontal).

Elles offrent une résistance variable qui augmente rapidement la fatigue cellulaire et booste la production de myokines et d'hormones de croissance. Comme nous surchargeons nos articulations et « sous-chargeons » nos muscles en musculation traditionnelle, les bandes élastiques préservent beaucoup plus les articulations en retirant la pression sur les articulations et les os pour ne solliciter que la partie musculaire et tendineuse, ce que nous recherchons dans l'entraînement de force et dans le cas de blessures anciennes. Vous le comprenez, les bandes de résistance sont un *must have* en musculation et renforcement musculaire. Elles ne possèdent que des avantages. Les meilleures bandes élastiques disponibles sur le marché sont indiscutablement celles de Christophe Carrio proposant une construction naturelle, fiable et durable. Cela fait des années que je les utilise et elles sont réellement au-dessus du lot. Misez sur les kits tout compris qui offrent un rapport qualité/prix inégalé.

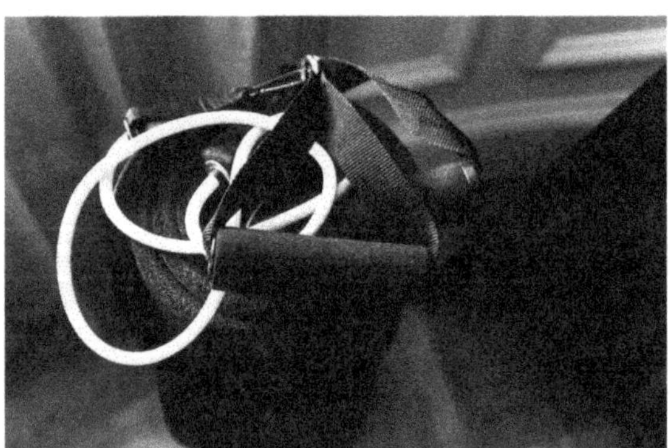

Source : Unsplash.

Le poids de corps

Le poids de corps enfin.

Accessibles, minimalistes, sécurisés, naturels et complets, les exercices au poids de corps sont aussi particulièrement complets. Ils utilisent la résistance continue et renforcent indubitablement l'intégralité du corps. Il existe une multitude de variations pour se lancer dans la musculation au poids de corps pour respecter tous les niveaux, même si vous n'avez jamais réussi à faire plus d'une pompe ou la moindre traction.

Un très bon outil pour commencer les tractions au poids de corps, ce sont les bandes de suspensions. Elles permettent de faire varier l'angle du corps et donc la force requise pour réaliser le mouvement (volume). C'est idéal pour assurer une surcharge progressive régulière.

Même chose pour les pompes. Les pompes au mur permettent également de faire varier l'angle du corps et donc l'intensité de l'exercice.

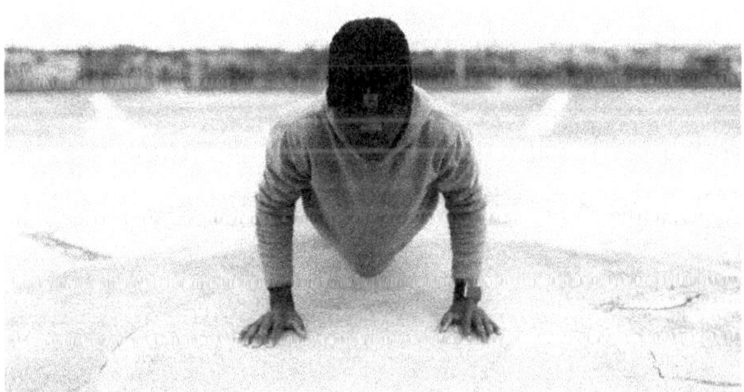

Source : Unsplash.

FOCUS SUR LES RÉPÉTITIONS ET LES SÉRIES

- comme son nom l'indique, **une répétition** correspond à la répétition d'un même mouvement. Vous pouvez par exemple réaliser une série de quinze pompes ;
- **une série** correspond à un ensemble de répétitions. Vous allez par exemple réaliser trois séries de dix répétitions.

Intensité, fréquence et volume : le triptyque de l'entraînement

Maintenant que vous savez quel outil utiliser pour les exercices de musculation, vous devez comprendre comment l'utiliser de la meilleure façon.

La première chose à savoir est que vos muscles s'adaptent à trois types de stimulus :

1. **Le volume**, c'est-à-dire la charge que vous leur imposez. Cela peut être le poids de l'haltère ou la force de résistance de vos bandes élastiques.
2. **La fréquence**, c'est-à-dire la récurrence à laquelle vous leur imposez un stimulus. C'est généralement le nombre de séances hebdomadaires réalisées.
3. **L'intensité**, c'est-à-dire l'effort appliqué par les muscles pour réaliser le mouvement. Cela peut être la vitesse d'exécution du mouvement ou le nombre de répétitions sur chaque série.

Si vous voulez préserver vos articulations, maximiser à la fois les résultats et le temps passé à vous entraîner, alors, vous devez privilégier :

1. **L'intensité maximum** ;
2. **Un volume moyen** ;
3. **Une fréquence minimum**.

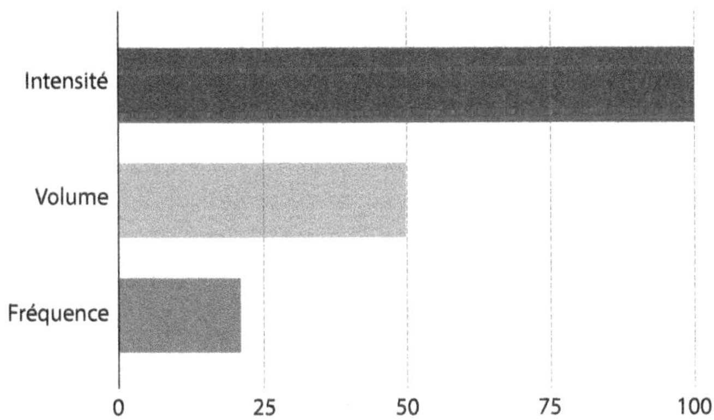

Comment doser ces trois paramètres ?

C'est assez simple :

- premièrement, l'intensité doit être au maximum. Mais cette intensité dépend du volume utilisé et de la vitesse d'exécution ;
- deuxièmement, vous devez être en mesure de réaliser une seule et unique série de huit à quinze répétitions d'un même mouvement avant d'atteindre l'échec musculaire.

Le meilleur rapport temps passé / résultats en musculation

↓

1 SÉRIE
8 À 15 RÉPÉTITIONS
TRIPLE ÉCHEC MUSCULAIRE

Mais qu'entend-on par échec musculaire ?

L'échec musculaire correspond au moment où il vous est impossible de réaliser une répétition supplémentaire, c'est-à-dire lorsque la fatigue musculaire atteint son paroxysme. Ce que nous recherchons dans l'entraînement à haute intensité, c'est le triple échec musculaire.

Il correspond à la phase d'un exercice où il vous est impossible de réaliser une répétition supplémentaire tant dans la phase concentrique qu'isométrique ou excentrique. Si vous tirez sur une bande de résistance, c'est le moment précis où il vous est impossible de tirer davantage sur l'élastique, de le maintenir en position isométrique ou de le retenir en phase descendante (excentrique).

L'objectif du triple échec musculaire est de solliciter les fibres musculaires au maximum de leur capacité, ce qui est essentiel pour provoquer des adaptations et une croissance musculaire significatives.

La notion de triple échec est importante, car c'est un indicateur de l'efficacité de votre série et de l'intensité recherchée. Ainsi, pour confirmer que vous utilisez le bon niveau d'intensité, vous devez donc, sur chaque série d'exercices, chercher à atteindre ce triple échec musculaire au bout de huit à quinze répétitions.

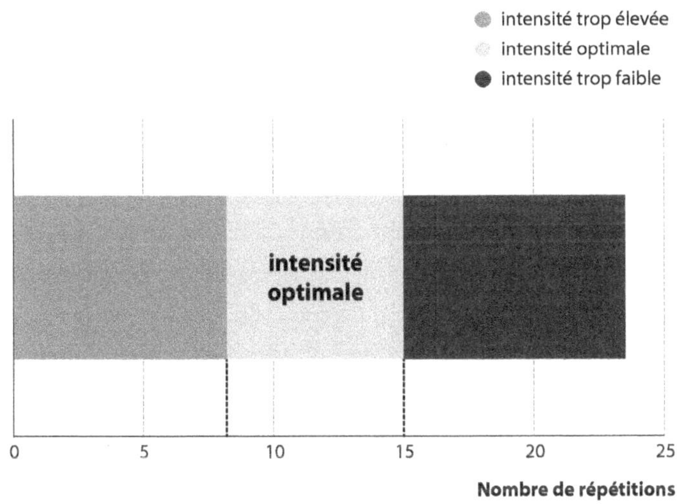

En travaillant jusqu'à l'échec musculaire, vous stimulez la croissance musculaire en poussant les muscles au-delà de leurs limites habituelles, recrutez un maximum de fibres musculaires pour compenser la fatigue (en particulier les fibres musculaires de type II), vous stimulez la production de myokines et poussez le système neuromusculaire à s'adapter en recrutant davantage de fibres musculaires et en renforçant les connexions neuronales, ce qui se traduit par une augmentation de la force musculaire à long terme.

Mais il nous manque LA variable indispensable à l'atteinte du triple échec musculaire : la vitesse d'exécution.

La technique du Superslow à haute intensité

Lorsqu'il s'agit de maximiser les résultats de l'entraînement en musculation, de nombreuses approches et techniques ont été développées au fil des années. L'une de ces méthodes, qui a gagné en popularité depuis son introduction, est l'exercice en « Superslow ». Cette technique de musculation se caractérise par des mouvements très lents et contrôlés, visant à solliciter intensément les muscles tout en minimisant le recours à l'inertie.

Contrairement à la musculation traditionnelle, où les mouvements sont généralement réalisés à un rythme plus rapide, l'exercice en Superslow à haute intensité demande aux pratiquants d'exécuter chaque répétition de manière extrêmement lente, généralement en prenant environ cinq secondes pour effectuer la phase positive (concentrique) et cinq à dix secondes pour effectuer la phase négative (excentrique) du mouvement. Cette technique vise à créer une tension musculaire continue et à minimiser l'implication des articulations et des tendons, mettant ainsi l'accent sur le travail des muscles ciblés.

L'exercice en Superslow à haute intensité a gagné en importance en musculation pour plusieurs raisons. Tout d'abord, comme vu précédemment, l'une des clés de la croissance musculaire est la stimulation adéquate des fibres musculaires. L'exercice en Superslow permet de maintenir une tension constante sur les muscles tout au long du mouvement, ce qui favorise l'activation maximale des différentes fibres musculaires. Cette activation accrue des fibres musculaires entraîne une croissance musculaire exponentielle*.

* https://www.ncbi.nlm.nih.gov/pmc/articles/PMC8310485/.

Ensuite, en effectuant des mouvements plus lents et contrôlés, l'exercice en Superslow limite l'implication des articulations et des tendons. Cela peut réduire le risque de blessures liées à une mauvaise forme ou à des mouvements brusques.

En outre, l'exercice en Superslow sollicite énormément le système nerveux. Ce travail en lenteur, adapté tant pour les débutants que les pratiquants plus expérimentés, demande également une concentration et un focus plus importants sur la façon dont l'ensemble des tissus sont sollicités pendant l'exercice : c'est ce qu'on appelle la connexion corps-esprit et elle est fondamentale pour stimuler les adaptations neuromusculaires attendues en phase de récupération.

Mais le Superslow optimise également d'autres aspects de notre physiologie. Ce travail à haute intensité, en stimulant en continu vos muscles, va entraîner une fatigue musculaire accrue et plus rapide conduisant à une accumulation de métabolites tels que l'acide lactique. Cette accumulation métabolique stimule la synthèse protéique musculaire et la croissance musculaire.

De même, bien que l'exercice en Superslow mette l'accent sur le travail musculaire, il contribue également au renforcement des tendons et des structures connexes comme les articulations et les ligaments. Le Superslow entraîne également une plus forte adaptation osseuse, contribuant ainsi à la diminution du risque d'ostéoporose, généralement associée à l'âge. Les mouvements lents et contrôlés peuvent aider à prévenir les blessures liées aux tendons en renforçant progressivement ces tissus.

La technique du Superslow entraîne également une formidable amélioration du VO_2max, un indicateur mesurant la quantité maximale d'oxygène que le corps peut utiliser lors d'un effort intense. Cette mesure est essentielle pour évaluer la performance sportive, la santé cardiovasculaire et la condition physique générale. Lorsque vous travaillez à haute intensité en Superslow, vous poussez le corps à utiliser le maximum d'oxygène disponible sur une période très courte pour gérer l'énorme besoin en énergie. En effet, cette technique entraîne une mobilisation accrue de glycogène et stimule activement la respiration cellulaire, améliorant *de facto* la VO_2max*. Nous parlerons plus spécifiquement de la VO_2max et de la façon de l'améliorer dans le chapitre relatif à la respiration.

Cela entraîne un certain nombre d'adaptations physiologiques permettant au corps de se préparer à une mobilisation accrue de l'oxygène en cas d'effort intense futur et à une distribution optimale lors de la phase de récupération et de repos**. Sur la durée, vous permettez à votre corps de mieux gérer l'utilisation de l'oxygène en fonction de ses besoins métaboliques et apprenez à vos cellules à être plus flexibles et plus résilientes.

Le Superslow est donc une approche parfaitement physiologique améliorant durablement la balance bénéfices/risques. Vous pouvez ainsi améliorer un nombre impressionnant de marqueurs métaboliques en très peu de temps. Bien évidemment, si vous êtes un athlète de haut niveau ou un adepte du Crossfit, à la recherche d'explosivité, le Superslow sera moins adapté.

Ce faisant, la technique du Superslow à haute intensité possède aussi une spécificité qu'il faut prendre en considération. La fatigue

---

* https://pubmed.ncbi.nlm.nih.gov/26243014/.

** https://www.ncbi.nlm.nih.gov/pmc/articles/PMC4836566/.

générée demande une plus grande phase de récupération et donc une fréquence d'entraînement bien moindre que la majorité des autres programmes de musculation.

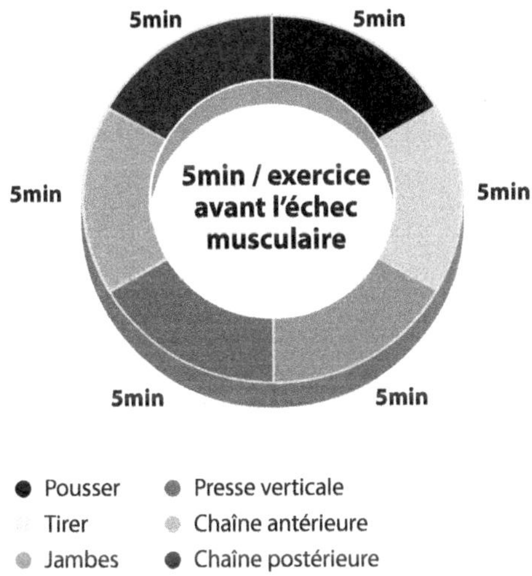

Organisation de la séance de musculation

Comment doser la récupération ?

La fréquence de l'entraînement se rapporte au nombre de séances d'entraînement par unité de temps, généralement par semaine. La fréquence peut varier considérablement en fonction des objectifs individuels, de la disponibilité, et de la capacité de récupération de chaque individu, mais reste un élément clé de la planification de l'entraînement.

L'expert en musculation et chercheur Brad Schoenfeld a conduit des études importantes sur l'influence de la fréquence sur la croissance musculaire. Il a constaté, à l'instar d'autres chercheurs, qu'une fréquence d'entraînement de deux fois par semaine par groupe musculaire est optimale pour maximiser l'hypertrophie musculaire. Le Dr Doug McGuff, quant à lui, recommande pour la majorité des pratiquants une période de récupération de sept jours, soit une séance par semaine. Pour autant, d'autres spécialistes de la biomécanique et du sport, comme le Dr Ted Naiman, considèrent qu'il est mieux de s'exercer quotidiennement au poids de corps, en Superslow et à haute intensité. Pour ma part, je considère, au vu des études de qualité publiées, que deux entraînements de vingt-cinq à trente minutes par semaine sont largement suffisants avec des résultats impressionnants pour la majeure partie d'entre nous (hors athlètes).

La récupération en musculation englobe un ensemble de processus physiologiques et psychologiques qui permettent au corps de se rétablir après un effort intense. Il s'agit d'une période cruciale au cours de laquelle le corps se répare, se régénère et s'adapte aux contraintes de l'entraînement. À titre d'exemple, il faut quelques heures à votre cornée pour se réparer d'une égratignure, quelques jours pour vous remettre d'une petite plaie, mais une à cinq semaines pour restaurer intégralement vos tissus musculaires après une séance de musculation à haute intensité.

Mais pour comprendre pleinement l'importance de la récupération, il est nécessaire d'examiner les mécanismes physiologiques sous-jacents qui sont à l'œuvre pendant cette période cruciale.

La première phase de la récupération entraîne une réparation des tissus musculaires. Lorsque vous vous entraînez à haute intensité, vos muscles subissent des micro-dommages. Ces derniers sont un élément essentiel de la croissance musculaire, car, à l'instar de la quasi-totalité de nos tissus, le corps répare et renforce les tissus musculaires endommagés pendant la récupération. Cette réparation des tissus musculaires permet d'augmenter la taille et la force des muscles.

De la même façon, l'entraînement possède un effet majeur sur l'épuisement de nos réserves d'énergie, en particulier les stocks de glycogène musculaire. Pendant la récupération, le corps reconstitue ses réserves énergétiques pour être prêt à l'effort lors des prochaines séances d'entraînement. Cette reconstitution est essentielle pour maintenir des performances élevées.

Par ailleurs, lors de l'entraînement, notre corps produit de nombreux déchets métaboliques, tels que l'acide lactique ou la créatinine qui s'accumulent dans les muscles et le sang. La récupération permet à ces déchets d'être traités ou excrétés, mais aussi de rétablir l'équilibre acido-basique de notre corps, une composante clé de l'homéostasie mTOR/AMPK.

L'entraînement va également produire une forte inflammation musculo-squelettique, nécessaire à l'adaptation. Une récupération suffisante permet de réduire l'inflammation en favorisant la circulation sanguine et en libérant des substances anti-inflammatoires naturelles.

Enfin, l'entraînement à haute intensité sollicite également le système nerveux central (SNC) qui a besoin d'une importante phase de récupération. Cette période permet au SNC de se rétablir, ce qui améliore la coordination musculaire, la concentration et la performance lors des séances d'entraînement ultérieures.

Une fréquence d'entraînement trop importante, ou une intensité couplée à un volume excessif, va stopper ce processus de régénération et de reconstitution énergétique et épuise progressivement le corps et le mental : c'est le surentraînement.

Vous devez donc toujours accorder autant d'importance à la façon dont vous vous entraînez qu'à la façon dont vous récupérez. Cela signifie que vous devez dormir suffisamment chaque nuit, consommer suffisamment de protéines (généralement entre 1,2 et 1,6 g de protéines nettes par kilo de poids de corps et par jour), boire deux à trois litres d'eau au quotidien et gérer votre stress par des exercices de méditation et de *breathwork* spécialement étudiés. Et c'est exactement ce que je vous propose dans le chapitre suivant.

Routine #2

Intégrer le sport au quotidien

Nous voilà au terme de ce chapitre consacré à l'exercice physique et vous avez probablement découvert énormément de nouveaux concepts clés liés à l'entraînement. Pour vous permettre de synthétiser l'ensemble de ces informations, je vous propose une routine d'entraînement simple à mettre en place, peu coûteuse et incroyablement efficace pour restaurer et améliorer votre santé.

Une méthode en trois points

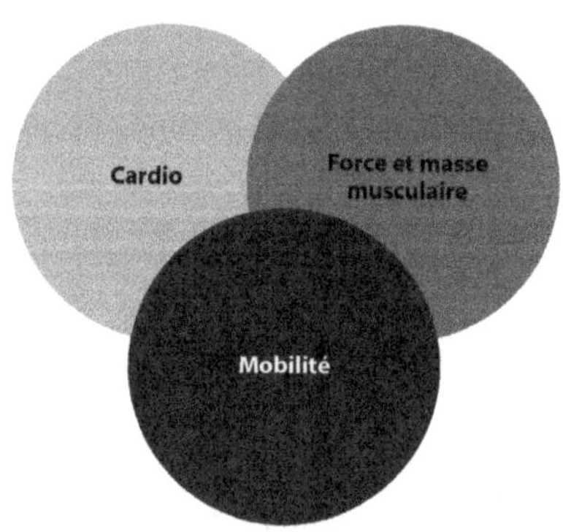

- Faites des exercices de mobilité tous les matins ET tous les soirs pendant dix à vingt minutes. Cela peut être du yoga, du Pilates, ou simplement de bouger l'ensemble de son corps. Bougez lentement et en respirant par le nez si possible.
- Marchez ou courez au minimum dix à quinze minutes par jour, si possible le matin.
- Faites travailler vos muscles jusqu'à l'échec musculaire une à deux fois par semaine pendant trente minutes maximum. Vous devez impérativement respecter un intervalle de trois à sept jours entre les séances en fonction de votre condition physique.

Vous pouvez réaliser ces séances le matin à jeun si vous êtes déjà habitué au jeûne intermittent depuis longtemps, mais je vous recommande de les faire dans l'après-midi si vous le pouvez. Vous en retirez le maximum de bénéfices, en particulier sur la synthèse protéique et l'énergie disponible, car vous mobilisez davantage de glycogène pendant l'exercice durant l'après-midi, ce dont vous ne disposez pas lorsque vous êtes en jeûne.

Les six exercices à réaliser

Pousser (pompes)

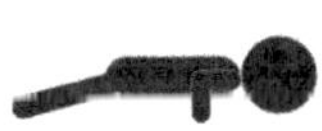

Cet exercice peut être réalisé de différentes façons en fonction de votre état de santé et de votre niveau de force actuel. Commencez par des pompes au mur avec un angle qui vous permet de faire huit à quinze pompes jusqu'à l'échec puis descendez progressivement à plat jusqu'au sol. La pompe ultime consiste à avoir les pieds surélevés.

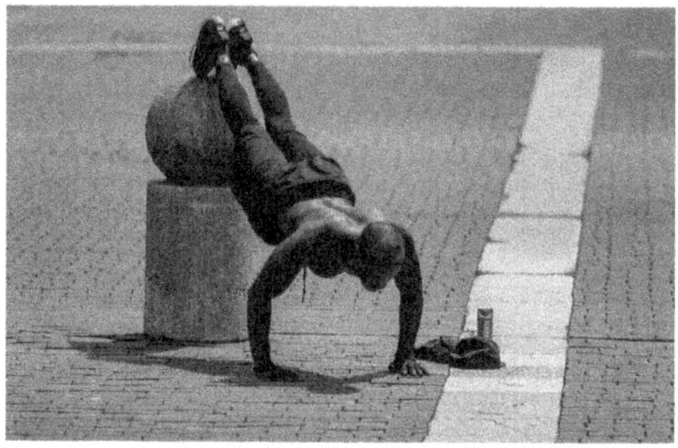

Tirer (tractions)

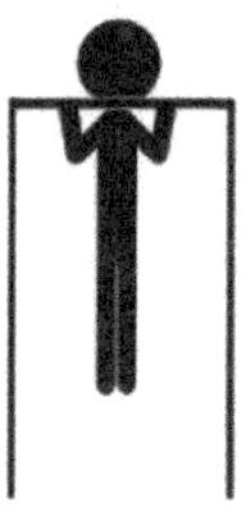

Cet exercice doit être réalisé à l'aide d'une barre de traction idéalement. Pour autant, il est très difficile de débuter avec cet exercice si les épaules et les bras ne sont pas suffisamment entraînés.

Utilisez des sangles de suspensions ou des anneaux de gymnastique, en faisant varier l'angle d'inclinaison de votre corps. Une autre solution est aussi d'accrocher une bande de résistance élastique sous vos pieds pour vous assister lors du mouvement.

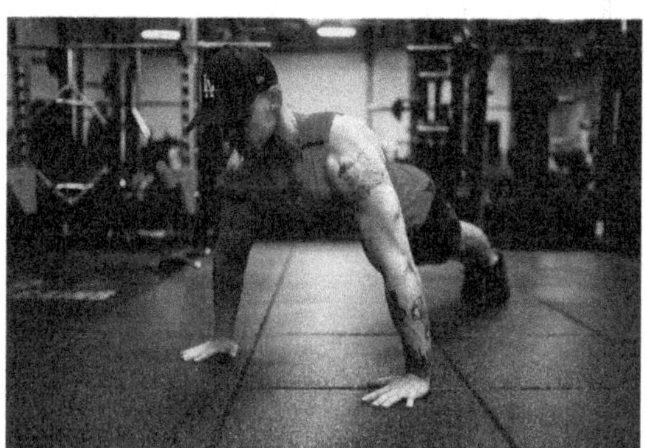

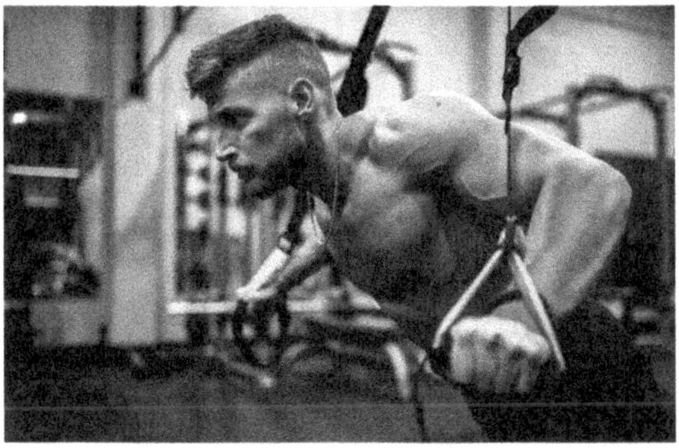

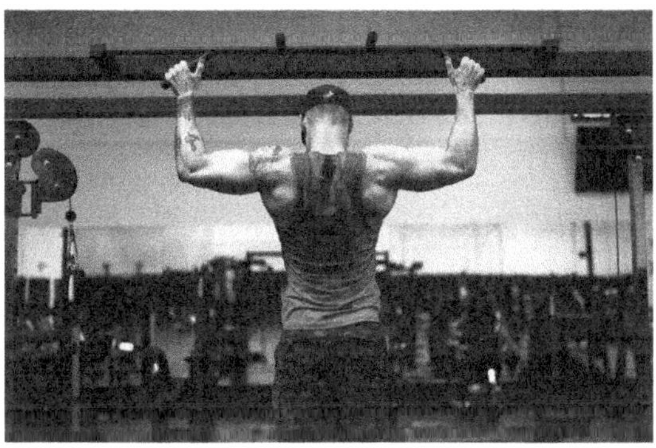

Jambes

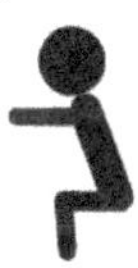

Ce mouvement très complet consiste à pousser un poids à l'aide de vos jambes. Il s'agit souvent du squat.

Quatre règles à suivre :

1. descendez lentement en gardant le dos droit ;
2. les pieds doivent être parallèles (et pas à 10 h 10) ;
3. gardez les genoux alignés avec les pieds. Ils ne doivent pas dépasser le bout des pieds en bas du mouvement ;
4. en fin de mouvement, vous devez avoir une position assise, vos cuisses parallèles au sol.

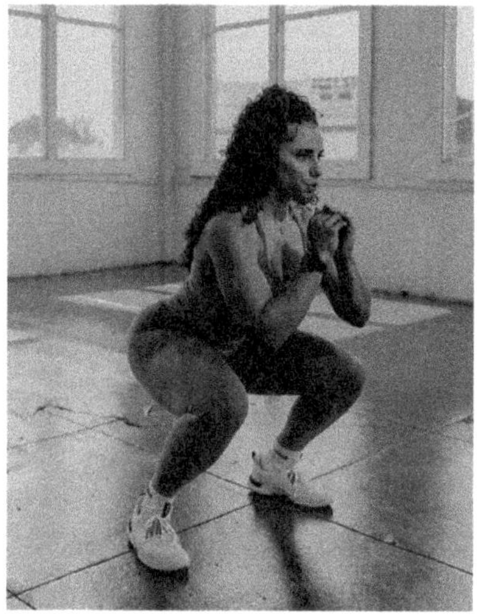

Presse verticale

Ce mouvement consiste à pousser un poids loin de vous, au-dessus de la tête. Il s'agit du développé militaire, mais sans poids libres.

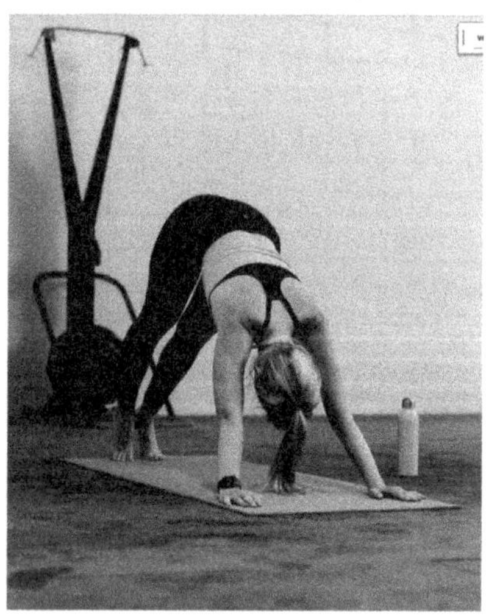

Chaîne antérieure

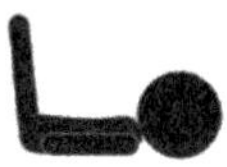

Ce mouvement consiste à stimuler fortement l'ensemble de la chaîne antérieure, et en particulier les abdominaux. La meilleure option consiste à se suspendre à la barre de traction et à remonter les genoux au niveau du thorax.

Chaîne postérieure

Ce mouvement consiste à stimuler fortement l'ensemble de la chaîne postérieure. Allongez-vous sur le dos et contractez les fesses et les quadriceps pour les lever à l'horizontale pendant cinq secondes. Gardez la position pendant cinq secondes et redescendez pendant cinq secondes.

Comparaison des mesures corporelles après deux mois d'entraînement

Client : Patrick D. Âge : 44 ans	01.09.2023	01.11.2023	Variation
Torse	101 cm	104 cm	+3 cm
Ventre	88 cm	84 cm	-4 cm
Bras droit	30 cm	33 cm	+3 cm
Bras gauche	30 cm	33 cm	+3 cm
Cuisse droite	56 cm	58 cm	+2 cm
Cuisse gauche	57 cm	59 cm	+2 cm
Cou	37 cm	39 cm	+2 cm

Réalisation des exercices :

- utilisez toujours six archétypes de mouvements tels que décrits plus haut ;
- contractez le corps, le dos et les abdos en particulier pendant tous vos exercices ;

- utilisez un angle du corps ou une bande adaptée à votre condition physique. Ne visez pas un volume trop élevé, privilégiez toujours l'intensité !
- les bandes de résistance doivent être tendues en continu du début à la fin du mouvement. Elles ne doivent jamais être « molles » ;
- enchaînez les exercices. Ne prenez aucun temps de repos entre les séries d'exercices. Vous devez être réellement en sueur à la fin de votre entraînement ;
- de nombreux exercices complémentaires à ces basiques existent sur Internet, mais vous devez impérativement intégrer les principaux groupes musculaires sur une ou deux séances. Rien ne vous empêche d'ajouter quelques exercices en isolation (biceps curl, triceps extension...) ;
- travaillez toujours en Superslow. Le temps nécessaire pour chaque type de mouvement doit être de cinq secondes minimum (concentrique, isométrique et excentrique). Visez une seule série de huit à quinze répétitions maximales (RM) par exercice jusqu'au triple échec ;
- enfin, respirez ! Ne bloquez pas votre respiration lors de la phase concentrique (manœuvre de Valsalva) qui n'est pas utile dans le travail à haute intensité et à volume limité. Elle augmente inutilement votre pression artérielle et génère une hypoxie généralisée (un manque d'oxygène). Au contraire, je vous invite à respirer doucement par le nez et, lorsque vous arrivez proche de l'échec musculaire à respirer plus rapidement toujours par le nez, jamais par la bouche.

Important : Je vous recommande de toujours travailler pieds nus et le dos droit. Et surtout, ne prenez pas de douche froide après l'exercice. Cela bloque les mécanismes d'adaptation et la prise de force et de muscles.

En conclusion

Grâce à la science du mouvement et de l'exercice physique, vous avez entre les mains un programme simple à mettre en place au quotidien qui changera de façon spectaculaire votre condition physique et votre marge physiologique, quels que soient votre âge et votre condition physique actuelle.

Si l'exercice physique est important pour votre santé, celui-ci ne peut être optimal sans un apport suffisant en oxygène et en nutriments. Ainsi, il est crucial de comprendre comment la respiration impacte votre santé et comment restaurer simplement une respiration naturelle et physiologique, en seulement quelques exercices pratiques à intégrer à votre routine. C'est ce que je vous propose de découvrir dans le chapitre suivant. Nous analyserons l'évolution de notre respiration et les grands principes physiologiques à comprendre, les causes de la respiration dysfonctionnelle et la façon dont elle influence notre santé physique et mentale.

3

Respirer moins pour vivre plus longtemps

L'HISTOIRE DE JAMILA

Jamila, une jeune femme de 36 ans, vient me voir pour des problèmes de stress et d'anxiété chroniques. Elle me dit qu'elle ne parvient pas à s'endormir, qu'elle se sent angoissée dès la nuit tombée. Elle a des problèmes de digestion récurrents, de nombreuses migraines et un brouillard mental épuisant, notamment le matin, qui affectent sa vie quotidienne.

Ses nuits sont souvent chaotiques avec de nombreux réveils, notamment vers 4 heures du matin. Avec de fréquentes hypoglycémies, Jamila grignote constamment au cours de la journée, ce qui se traduit par une prise de poids incontrôlée depuis deux ans.

Lors de notre rencontre, je remarque immédiatement qu'elle transpire, et qu'elle est un peu à bout de souffle alors qu'elle sort tout juste de sa voiture. Sa respiration est irrégulière et buccale, marquée par un mouvement rapide des épaules. Elle se tient voûtée. Elle est enrhumée.

Je lui dis alors que la majorité de ses problèmes viennent de sa respiration.

NOUS RESPIRONS MAL

La plupart des allergologues vous le répètent : vos problèmes, d'asthmes, de rhinites, de sinusites et d'allergies chroniques sont liés à des facteurs environnementaux, comme la pollution atmosphérique et certains composés aériens. C'est vrai, mais ces sensibilités environnementales sont avant tout les symptômes secondaires d'une mauvaise respiration.

Pourquoi ? Car nous avons tout simplement perdu l'habitude de respirer avec une partie de notre corps parfaitement conçue pour cela : notre nez. En effet, respirer par le nez offre une panoplie impressionnante de bénéfices santé qui vous protègent des troubles et des pathologies dont souffrent de plus en plus de personnes aujourd'hui.

Une raison explique cette transition d'une respiration nasale vers une respiration buccale : l'évolution.

Avez-vous remarqué qu'il est aujourd'hui devenu normal de se faire retirer les dents de sagesse ? À croire qu'elles n'apparaissent que pour nous faire souffrir ! Pourtant, le retrait des dents de sagesse semble être un symptôme spécifique de nos civilisations modernes.

Au début du XXe siècle, le dentiste Weston A. Price décide de traverser la planète à la rencontre des peuples premiers, ceux ayant conservé un mode de vie ancestral et une alimentation traditionnelle. Sa théorie est que les problèmes dentaires qu'il rencontre dans son cabinet de ville sont avant tout associés à un changement d'alimentation.

Son constat est édifiant. Chez l'intégralité des peuples rencontrés et quelle que soit la localisation géographique, il découvre alors des dents blanches, parfaitement alignées et sans caries, des mâchoires larges et robustes et des gencives saines, et toutes les dents de sagesse, bien rangées au fond de la bouche…

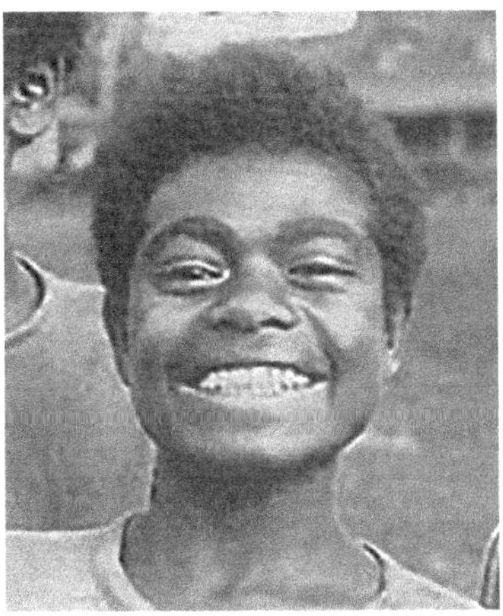

Insulaire des mers du Sud primitif

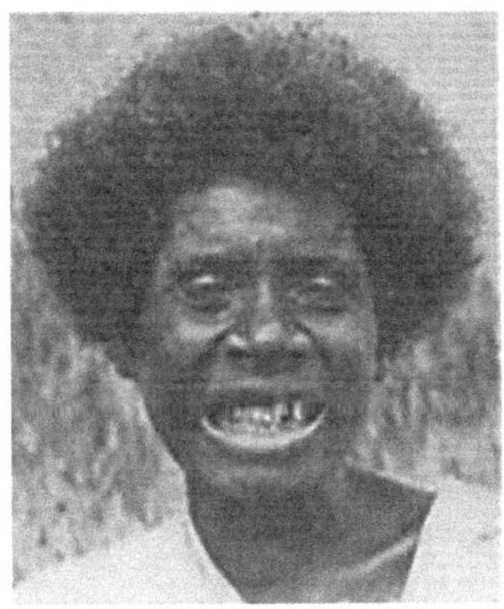

Insulaire des mers du Sud moderne

Vous pouvez clairement voir la différence en matière de santé dentaire entre les insulaires qui suivent leur régime alimentaire d'origine et ceux qui suivent un régime modernisé.
Tiré de *Nutrition et dégénérescence physique* par Weston A. Price, DDS.

Weston Price conclura sans aucun doute possible que le changement dans l'alimentation des populations industrialisées est à l'origine d'une modification radicale de la structure de la mâchoire entraînant avec elle un ensemble de pathologies, de malocclusions et de désalignements.

Ces modifications se sont opérées, principalement autour du bassin méditerranéen il y a environ douze mille ans, au moment où les humains ont glissé progressivement de la chasse et de la cueillette à un mode de vie plus agricole. Pour Weston Price, une alimentation sauvage, brute, carnée, parfois crue, offre un apport en nutriments indispensable à la santé buccodentaire et garantit une mâchoire forte et des dents parfaitement alignées, à l'instar des aborigènes australiens ou des Hadza en Tanzanie.

Les travaux de Price ont été confirmés par des restes osseux datant du Néolithique. Les chercheurs peuvent inférer les pratiques de vie de cultures passées, ce qui leur permet de relier la taille de la mâchoire aux pratiques/comportements de vie. L'analyse des os provenant de sites funéraires de sociétés de chasseurs-cueilleurs anciennes a régulièrement mis en valeur des mâchoires et des bouches plus grandes, tandis que les os récupérés auprès de cultures agricoles anciennes montrent une taille de mâchoire réduite. Les os des sociétés agricoles indiquent également la présence constante de caries et de malocclusions dentaires. Même en comparant les crânes médiévaux (il y a environ cinq cents à mille cinq cents ans) avec les crânes modernes, il existe une nette différence en termes de taille de mâchoire et de taux de malocclusion.

La principale cause de la diminution de la taille des mâchoires et de l'augmentation des malocclusions est largement attribuée à une forte réduction du stress de mastication, en particulier pendant les périodes critiques de croissance craniofaciale.

Des expériences menées sur des sujets non humains ont montré que des obstructions nasales induites et/ou des changements alimentaires plus tôt dans la vie entraînent un changement morphologique mal adaptatif dans leur mâchoire, simulant ce que l'on observe à l'échelle mondiale chez les enfants humains.

D'autres recherches ont montré que l'alimentation peut avoir un impact significatif sur les changements craniofaciaux, même chez les animaux. Dans une expérience menée sur des porcs par exemple, deux groupes ont été nourris pendant huit mois, l'un avec un régime alimentaire dur et l'autre avec un régime d'alimentation molle. Les résultats ont révélé des différences notables dans la musculature de la mâchoire et du visage, dans la structure faciale et dans la disposition des dents. Ces constatations sont directement liées à des observations similaires chez les populations humaines.

Quel rapport avec la respiration, me direz-vous ?

Le développement de l'orthodontie a permis d'identifier un autre facteur contributif au rétrécissement des mandibules et au changement morphologique craniofacial global. Une proportion écrasante des patients qui cherchent à corriger la malocclusion de leurs dents partage la caractéristique de respirer principalement par la bouche. Souvent, cette respiration buccale habituelle est causée par des voies respiratoires nasales obstruées pendant l'enfance. Il a été démontré que la respiration chronique par la bouche chez les enfants provoque un mauvais positionnement de la mâchoire postérieure et prédispose à la fois à un désalignement des dents et à des problèmes ORL récurrents.

En effet, ces changements morphologiques entraînent une réduction de la taille de la mandibule et restreignent davantage les voies respiratoires, laissant également moins de place pour la langue. Ce développement oral-facial anormal entraîne dans le temps une augmentation des taux d'apnée obstructive du sommeil.

Le syndrome d'apnée obstructive du sommeil (ou SAOS) est un trouble du sommeil caractérisé par des interruptions temporaires de la respiration pendant la nuit en raison de l'obstruction des voies respiratoires. Les conséquences sur la santé du SAOS sont significatives. D'après les travaux de Kelly Guichard, médecin psychiatre spécialiste du sommeil et du SAOS à Bordeaux et autrice du livre *Faire face aux ronflements et aux apnées du sommeil*, les symptômes incluent une fatigue excessive due aux interruptions du sommeil, des problèmes cognitifs tels que la difficulté à se concentrer et à mémoriser avec une grande fatigue matinale et un brouillard mental important, un risque accru de maladies cardiovasculaires, y compris l'hypertension artérielle et les AVC, un risque plus élevé de diabète de type 2, une prise de poids, des problèmes respiratoires et ORL et une incidence sur la santé mentale, notamment la dépression et l'anxiété.

En outre, nous passons de plus en plus de temps à l'intérieur de nos domiciles et sommes donc exposés à des concentrations plus élevées d'allergènes. Les enfants sont de plus en plus sujets aux allergies, ce qui provoque des voies respiratoires nasales généralement bien congestionnées, les poussant à respirer par la bouche. Ils présentent également le plus souvent des taux considérablement plus élevés de difficultés de concentration, d'anomalies osseuses craniofaciales, de malocclusions, de béances, de gingivites chroniques, d'infections à *Candida* et d'halitose.

Tous ces problèmes de respiration peuvent, vous vous en doutez, radicalement diminuer la qualité de vie. Le problème est que la plupart de mes patients ne font pas le lien entre leurs soucis de santé et leur respiration dysfonctionnelle.

Alors pour les aider à restaurer la santé, je les accompagne dans l'identification d'une respiration dysfonctionnelle.

Quels sont les symptômes d'une respiration dysfonctionnelle ?

Il n'existe pas de définition précise de la respiration dysfonctionnelle, mais elle englobe généralement toute altération de la respiration. Cette altération peut être le résultat d'une variété de facteurs, allant de l'hyperventilation, caractérisée par une ventilation excessive, à un essoufflement inexpliqué, en passant par des perturbations du schéma respiratoire ou une irrégularité dans la manière de respirer.

Lorsque je rencontre une personne stressée et fatiguée en consultation, mon premier réflexe est donc d'analyser les caractéristiques de sa respiration au travers de **neuf points d'analyse**. Lorsque au moins quatre des points suivants sont observables, on peut alors parler de respiration dysfonctionnelle.

Si, au-delà de ces éléments, la personne me fait part de symptômes spécifiques du syndrome d'apnée obstructive du sommeil (bruxisme et douleurs matinales aux mâchoires, bouche et gorge sèches au réveil, transpirations nocturnes, épuisement dès le réveil ou sensation de ne pas avoir dormi...) ou m'indique avoir un historique familial de SAOS, alors, il est possible de parler sans aucun doute de respiration dysfonctionnelle.

Respiration buccale	Mouvements thoraciques
La première caractéristique à considérer est la respiration buccale, un indice majeur de déséquilibre respiratoire. Contrairement à la respiration nasale, qui garantit la filtration et l'humidification de l'air inspiré, la respiration par la bouche peut perturber cet équilibre, exposant les voies respiratoires à des particules et agents extérieurs non filtrés. Cela peut entraîner des conséquences sur la santé respiratoire et systémique.	Le mouvement du thorax est une autre caractéristique fondamentale de la respiration dysfonctionnelle. Lorsque le thorax présente des mouvements exagérés ou irréguliers, cela peut indiquer une difficulté du système respiratoire à assurer un échange d'air efficace. Ces variations visuelles sont autant de signaux à prendre en compte dans l'évaluation de la fonction respiratoire.
Respiration audible	**Bâillements fréquents**
Les soupirs fréquents méritent également une attention particulière. Les soupirs sont plus qu'une simple réaction émotionnelle. Ils peuvent signaler une tentative du corps de corriger des déséquilibres respiratoires ou d'obtenir une meilleure oxygénation. Cette caractéristique soulève des questions sur la régulation de la ventilation et ses implications cliniques.	Les bâillements fréquents, cinquième aspect de la respiration dysfonctionnelle, sont un autre indicateur de déséquilibre respiratoire. Ils peuvent être liés à la fatigue, au stress, ou à d'autres facteurs sous-jacents. Cependant, leur fréquence et leur impact sur la qualité du sommeil doivent être évalués pour déterminer leur pertinence clinique.
Mouvements respiratoires excessifs	**Mains et pieds froids**
Je poursuis généralement avec l'observation de mouvements respiratoires facilement perceptibles durant le repos. Cette caractéristique souligne l'importance de l'examen clinique dans la détection de la respiration dysfonctionnelle. Des mouvements respiratoires visibles lors du repos suggèrent des variations significatives de la respiration normale, ce qui peut nécessiter une évaluation plus détaillée.	Avoir le bout des mains et des pieds froids se traduit généralement par une mauvaise oxygénation des extrémités et donc d'une mauvaise respiration.

Respiration audible

La troisième caractéristique consiste en une respiration audible pendant le repos. Les bruits respiratoires anormaux peuvent être le reflet de perturbations dans les voies respiratoires supérieures ou inférieures. Cette composante exige une investigation plus approfondie pour déterminer la cause sous-jacente de ces sons inhabituels et potentiellement pathologiques.

Respiration irrégulière

La respiration irrégulière est une autre manifestation de la dysfonction respiratoire. Elle se caractérise par une alternance anormale entre l'expansion et la contraction des zones thoraciques et abdominales pendant la respiration. Cette observation révèle une perturbation complexe des mécanismes respiratoires qui peut nécessiter une évaluation plus approfondie, notamment en cas de troubles du sommeil.

Hyperventilation

La dernière caractéristique est l'hyperventilation, caractérisée par une ventilation excessive.

L'hyperventilation entraîne une réduction du taux de dioxyde de carbone (CO_2) dans le sang nommée hypocapnie. L'hypocapnie, caractérisée par une pression de CO_2 sanguin anormalement basse, est une perturbation physiologique pouvant avoir des conséquences sur la fonction cardiaque et cérébrale. Elle survient lorsque l'élimination du CO_2 sanguin par les poumons excède sa production, soulignant ainsi l'importance d'une régulation précise de la respiration pour maintenir l'équilibre biochimique de l'organisme.

En somme, l'analyse de ces caractéristiques de la respiration dysfonctionnelle est essentielle pour un diagnostic précis du terrain et une approche naturopathique appropriée.

Si je récapitule, voici les principales caractéristiques de la respiration dysfonctionnelle :

- respiration orale ;
- mouvement du thorax ;
- respiration audible pendant le repos ;
- soupirs fréquents ;
- bâillements fréquents ;
- respiration paradoxale ;
- mouvements respiratoires facilement perceptibles durant le repos ;
- SAOS ;
- bruxisme et douleurs matinales aux mâchoires ;
- bouche et gorge sèches au réveil ;
- transpirations nocturnes ;
- épuisement dès le réveil…

Alors, si nous sommes en mesure de définir ce qu'est une respiration dysfonctionnelle, il semble normal de pouvoir définir une respiration physiologique. C'est ce que nous allons voir maintenant.

PHYSIOLOGIE DE LA RESPIRATION

Pour comprendre ce qu'est une respiration dite physiologique, il faut bien évidemment connaître son impact… sur notre physiologie. La respiration est un élément clé d'un ensemble de réactions métaboliques. Elle régule les niveaux de cortisol, le sommeil, le pH sanguin, les échanges gazeux, le fonctionnement cérébral et hormonal, les niveaux de ferritine, le système immunitaire, stabilise la glycémie et l'insuline et améliore le fonctionnement de vos mitochondries en permettant un apport constant et normal d'oxygène à l'ensemble de vos cellules. Rien que ça !

Remettons-nous un instant dans le contexte de notre vie trépidante. Le stress chronique nous épuise et détourne notre attention de l'écoute de notre corps et de ses besoins et en particulier de notre respiration.

Regardez vos collègues face à leur ordinateur, enfoncés dans leur fauteuil moelleux, la bouche ouverte, les yeux qui ne clignent plus et la respiration comme totalement stoppée… Nous ne sommes plus en pleine conscience. Nous sommes totalement déconnectés de nous-mêmes.

Pourtant, notre respiration est un processus vital pour la survie des organismes multicellulaires que nous sommes. Elle est contrôlée par un ensemble de mécanismes physiologiques et métaboliques sophistiqués qui permettent l'apport en oxygène à nos cellules et l'élimination du dioxyde de carbone.

Comprendre la mécanique respiratoire

La mécanique respiratoire est le processus par lequel l'air est aspiré dans les poumons puis expulsé. Elle comprend l'inspiration (l'apport d'air frais dans les poumons) et l'expiration (l'élimination du CO_2). Les muscles respiratoires et leur coordination jouent un rôle essentiel dans ce processus d'échange gazeux O_2/CO_2.

L'action des muscles respiratoires

Les muscles principaux impliqués dans la mécanique respiratoire sont le diaphragme, les muscles intercostaux et les muscles accessoires. Le diaphragme est le muscle principal de l'inspiration, et il se contracte lors de l'inspiration pour s'aplatir et agrandir la cavité thoracique.

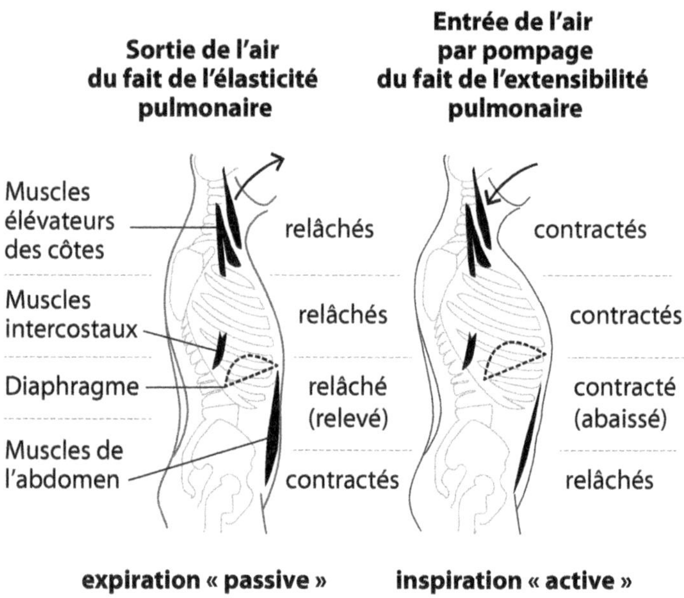

Source : http://pst.chez-alice.fr/svtiufm/respire.htm.

Le diaphragme se situe sous les poumons et au-dessus des organes abdominaux. Il possède une forme de dôme lorsque les muscles sont au repos, mais il s'aplatit lors de la contraction, ce qui augmente la taille de la cavité thoracique et permet l'inspiration. Lorsque le diaphragme se relâche, l'expiration se produit. Les muscles intercostaux, situés entre les côtes, jouent également un rôle dans l'inspiration en élevant les côtes. Les muscles accessoires, tels que les muscles scalènes et les muscles sternocléidomastoïdiens, interviennent plus généralement lors d'une inspiration profonde. L'expiration est généralement un processus passif, où les muscles respiratoires se relâchent. Cependant, lors d'une expiration forcée, les muscles abdominaux peuvent être sollicités pour comprimer les organes internes et chasser davantage d'air des poumons.

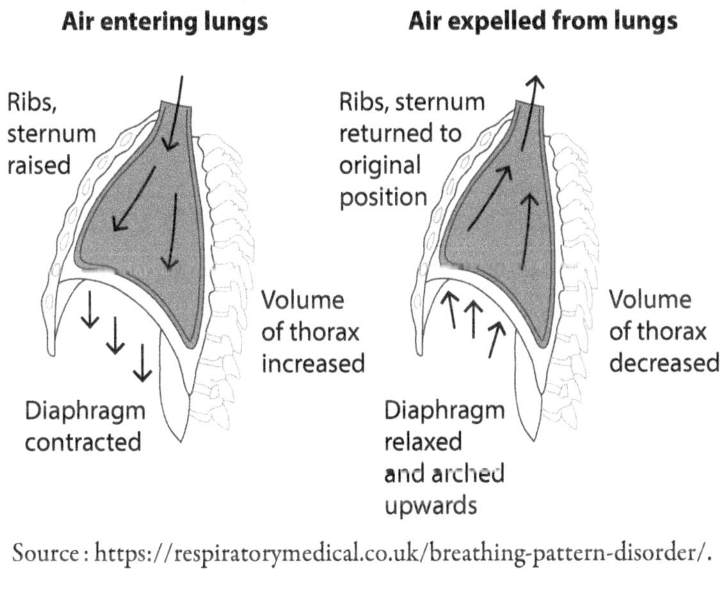

Source : https://respiratorymedical.co.uk/breathing-pattern-disorder/.

Une respiration physiologique doit donc impérativement utiliser ces muscles et en particulier le diaphragme. Si vous respirez par le haut du corps (ce que l'on nomme respiration claviculaire), ce qui est souvent le cas des femmes, des personnes très longilignes ou des personnes très stressées, vous n'utilisez pas votre diaphragme et donc limitez drastiquement l'action des muscles respiratoires. Respirez par le haut du corps, c'est volontairement limiter votre respiration. Et plus vous respirez par le haut, plus votre corps va « rigidifier » le diaphragme. Il va, à l'instar de tout autre muscle, s'atrophier et c'est quelque chose que nous ne voulons absolument pas si l'on veut conserver une fonction respiratoire optimale. Vous devez PRENDRE CONSCIENCE de la façon dont vous respirez.

En effet, bien que le contrôle de la mécanique respiratoire soit en grande partie automatisé par votre système nerveux, il peut aussi se déréguler, notamment sous l'influence de facteurs exogènes comme le stress chronique, le SAOS ou la résistance à l'insuline*. Et c'est exactement ce que beaucoup de personnes connaissent aujourd'hui.

Notre mode de vie nous a progressivement coupé de notre sensibilité au besoin de respirer. Le stress chronique, le manque d'exercice, le temps passé devant les écrans, le manque de temps à l'extérieur, la perte de présence dans l'instant… Cette coupure avec notre respiration va entraîner une progressive diminution de l'activité de petits centres respiratoires, situés juste sous notre cerveau, nommés chémorécepteurs.

Ces chémorécepteurs sont responsables de nombreux processus vitaux :

1. L'équilibre entre apport d'oxygène et excrétion du dioxyde de carbone. Lorsque les niveaux de dioxyde de carbone augmentent (hypercapnie) ou lorsque les niveaux d'oxygène

* https://www.ncbi.nlm.nih.gov/pmc/articles/PMC4635617/.

diminuent (hypoxémie), les chémorécepteurs centraux envoient des signaux aux centres respiratoires pour réguler le rythme respiratoire.

2. Le pH de notre sang. Il existe en effet des chémorécepteurs périphériques situés dans les artères du cou et dans les vaisseaux sanguins des artères carotides et aortiques. Ces chimiorécepteurs, appelés corps carotidiens et corps aortiques, sont sensibles aux changements de pression partielle de l'oxygène (PaO_2), de pression partielle de dioxyde de carbone ($PaCO_2$) et de pH dans le sang artériel. Lorsque ces chémorécepteurs détectent des déséquilibres, ils envoient des signaux au tronc cérébral pour ajuster la respiration.
3. Les poumons contiennent également des récepteurs de l'étirement pulmonaire, qui sont sensibles à la distension des tissus pulmonaires. Lorsque les poumons sont trop étirés, ces récepteurs envoient des signaux pour réduire l'inspiration, ce qui évite la surinflation des poumons.
4. Le réflexe de toux est activé par des récepteurs sensoriels situés dans les voies aériennes et les poumons.
5. La gestion de la respiration aux températures élevées. Des récepteurs de la température situés dans l'hypothalamus et d'autres régions du cerveau peuvent également influencer la fréquence respiratoire. Par exemple, lorsque le corps est exposé à des températures extrêmement élevées, comme en cas de fièvre, la respiration peut augmenter pour aider à éliminer la chaleur.

Comme vous pouvez le constater, le rôle des chémorécepteurs est crucial dans l'homéostasie respiratoire. Avec une respiration dysfonctionnelle, vous perturbez leur rôle, leur fonctionnement et donc leur action centrale. Vous perdez votre sensibilité à ces chémorécepteurs et créez, à nouveau, une dysévolution. Cette dysévolution peut, à terme, entraîner une perturbation globale de votre activité respiratoire et une cascade de pathologies associées.

La perte de sensibilité respiratoire entraîne une sous-utilisation de l'oxygène par vos cellules et une hyperventilation chronique. Cette mauvaise distribution de l'oxygène est associée à une cascade de problèmes de santé :

- une rigidification vasculaire pouvant entraîner de nombreux problèmes cardiovasculaires (hypertension, problèmes cardiaques ou rénaux, AVC...) ;
- une dérégulation du pH sanguin pouvant générer un environnement acide, propice aux développements de pathologies métaboliques, virales ou auto-immunes ;
- une diminution de la surface alvéolaire disponible (pour oxygéner vos poumons) ;
- une hypersensibilité à certains allergènes aériens et souvent une suractivité immunitaire associée ;
- enfin, une diminution de votre capacité de thermorégulation, ce qui peut affaiblir, à nouveau, votre système immunitaire.

Mais comment ces chémorécepteurs influencent-ils la régulation respiratoire ?

Le bulbe rachidien est composé de deux parties :

1. le centre inspiratoire, responsable de l'initiation de l'inspiration ;

2. le centre expiratoire, responsable de la régulation de l'expiration.

Ces centres sont sensibles aux niveaux de gaz sanguins, en particulier au dioxyde de carbone (CO_2) et à l'oxygène dans le sang.

Lorsque les niveaux de CO_2 dans le sang augmentent (ce que l'on nomme hypercapnie), cela signifie que les niveaux d'oxygène ont fortement diminué (hypoxie). C'est le cas lorsque vous réalisez une apnée ou en cas de problème pulmonaire. Vos chémorécepteurs vont alors déclencher une augmentation de la fréquence et de la profondeur de la respiration pour éliminer cet excès de CO_2 et amener de l'air frais (de l'O_2).

À l'inverse, une diminution des niveaux de CO_2 (hypocapnie) réduit la fréquence respiratoire, car dans ce cas, nous avons déjà des niveaux d'oxygène trop élevés (hyperoxie). Par exemple lors d'un grand stress, d'une émotion forte ou d'un effort physique intense. Vous devez diminuer votre fréquence respiratoire et respirer profondément pour vous calmer…

Pour rééquilibrer les niveaux d'oxygène et de CO_2 dans le sang, vos chémorécepteurs agissent donc de concert en ajustant votre fréquence respiratoire et donc l'intensité des échanges gazeux au niveau de vos poumons.

Le cycle de la respiration

Une fois que l'air est inspiré, il se déplace à travers les voies respiratoires jusqu'aux poumons, où a lieu l'échange des gaz O_2 et CO_2 au sein de millions de petites structures appelées alvéoles, responsables de l'échange de gaz entre l'air et le sang.

Lors de l'inspiration, l'air contient une concentration plus élevée d'oxygène que le sang, et une concentration plus faible de dioxyde de carbone. Lorsque l'air pénètre dans les alvéoles, l'oxygène se diffuse à travers les parois des alvéoles et entre dans les capillaires sanguins adjacents, se liant alors à l'hémoglobine de nos globules rouges.

L'hémoglobine est une protéine présente dans les globules rouges du sang, et son rôle principal est de transporter l'oxygène des poumons vers les tissus et les organes du corps. L'hémoglobine se lie à l'oxygène. Chaque molécule d'hémoglobine peut se combiner avec quatre molécules d'oxygène, formant ainsi une liaison chimique. Cela se produit grâce à des sites spécifiques de liaison de l'oxygène sur les molécules d'hémoglobine. Lorsque l'oxygène se lie à l'hémoglobine, cela forme une molécule appelée oxyhémoglobine. L'oxyhémoglobine est une forme combinée d'hémoglobine qui transporte l'oxygène à travers la circulation sanguine. C'est elle que l'on mesure indirectement lorsqu'on vous met un oxymètre de pouls sur le bout du doigt. Il mesure ainsi le niveau de saturation en oxygène dans votre sang (SpO_2).

Les globules rouges chargés d'oxyhémoglobine circulent dans les artères du corps, transportant ainsi l'oxygène des poumons vers les tissus et les organes. Dans les tissus et les organes, l'oxyhémoglobine libère l'oxygène, qui diffuse des capillaires sanguins vers les cellules environnantes. Les cellules utilisent cet oxygène pour produire de l'énergie par le biais de la respiration cellulaire (l'ATP, longuement abordé dans les précédents chapitres) et produisent du dioxyde de carbone en retour qui sera rechargé dans le sang.

Après que l'oxygène a été libéré, le sang désoxygéné (riche en dioxyde de carbone) est renvoyé vers les poumons par les veines pour être réoxygéné lors de la respiration. Ce dioxyde de carbone produit par le métabolisme cellulaire se diffuse depuis le sang dans les alvéoles et est expiré pour être excrété.

Ce processus complexe et unique d'échanges gazeux *via* les alvéoles se nomme perfusion alvéolaire. Cet échange de gaz se produit grâce à la différence de pression partielle d'oxygène et de dioxyde de carbone entre l'air alvéolaire et le sang. La pression partielle d'oxygène dans l'air alvéolaire est plus élevée que dans le sang. Cette différence de pression favorise la perfusion de l'oxygène des alvéoles vers le sang. À l'inverse, la pression partielle de dioxyde de carbone dans le sang est plus élevée que dans l'air alvéolaire, favorisant ainsi la diffusion du dioxyde de carbone des capillaires vers les alvéoles.

Pourquoi une mauvaise respiration entraîne un apport diminué en oxygène aux cellules ?

Si votre respiration est dysfonctionnelle, vous bloquez l'action des chémorécepteurs. Ils ne parviennent plus à réguler les processus métaboliques dont ils ont normalement la charge. Les centres inspiratoires et expiratoires ne vont plus assurer leur rôle homéostatique.

Une fois déréglés, ces chémorécepteurs vont alors perturber le fonctionnement d'une zone de votre cerveau nommé hypothalamus. L'hypothalamus joue un rôle essentiel dans la régulation de nombreux processus physiologiques, y compris la respiration.

L'hypothalamus est impliqué dans la gestion de la fréquence respiratoire et donc, dans la mécanique respiratoire. Vous risquez ainsi de perturber cette fréquence respiratoire et allez développer, au cours du temps, une respiration probablement trop intense, rapide, bruyante et irrégulière. Cette hyperventilation va, sur le long terme, entraîner une hypersensibilité au $CO_{2,}$ c'est-à-dire, un besoin (trop) fréquent de respirer (hyperoxie) alors que vos niveaux de CO_2 sont pourtant très bas (hypocapnie).

En situation d'hypocapnie, votre corps n'éprouve donc pas le besoin de libérer l'oxyhémoglobine de son oxygène et vos cellules se retrouvent alors en déficit d'oxygène. Cela perturbe le fonctionnement mitochondrial et donc la production d'énergie cellulaire. Cette affinité de la libération de l'oxygène pour les niveaux de CO_2 est nommée « effet Bohr ».

Le rôle clé de l'effet Bohr pour notre santé

L'effet Bohr, nommé d'après le physiologiste danois Christian Bohr en 1903, est un concept fondamental en physiologie respiratoire qui décrit l'interaction entre oxygène, hémoglobine, hydrogène et dioxyde de carbone. Lors de cette interaction, l'oxygène fixé à l'hémoglobine perd son affinité avec cette dernière au fur et à mesure que la quantité de CO_2 et d'hydrogène augmente localement.

Affinité de l'hémoglobine pour l'oxygène

Pour comprendre l'effet Bohr, il est essentiel de connaître le rôle de l'hémoglobine dans le transport de l'oxygène. Comme indiqué précédemment, l'hémoglobine se lie à l'oxygène pour le transporter vers les tissus et les organes. L'affinité de l'hémoglobine pour l'oxygène, c'est-à-dire sa capacité à se lier à l'oxygène, est influencée par plusieurs facteurs, dont le pH, le dioxyde de carbone

(CO_2), la température et la concentration de 2,3-diphosphoglycérate (2,3 – DPG).

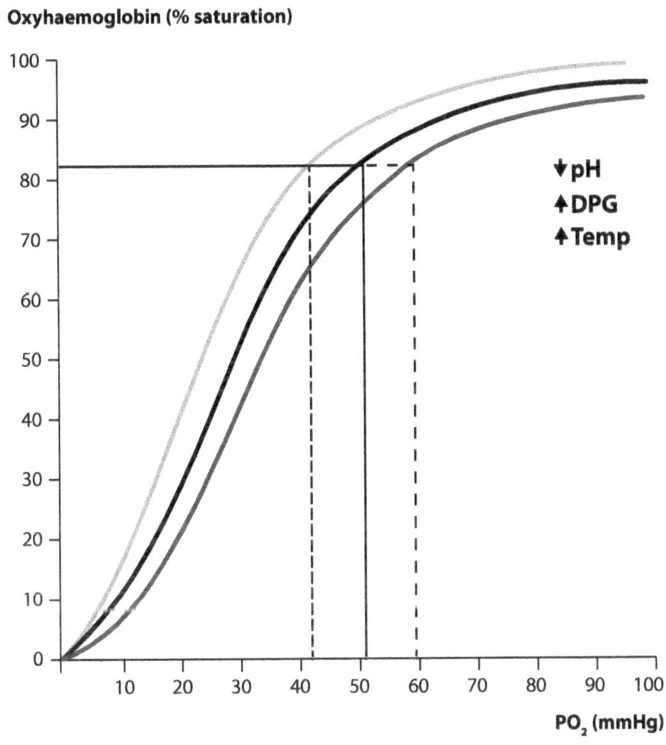

Courbe de saturation de l'hémoglobine en fonction de la pression en oxygène. Le passage à la courbe en pointillé rouge est causé par l'effet Bohr (source Wikipédia).

L'effet Bohr se focalise principalement sur la relation entre le pH et la concentration de dioxyde de carbone dans le sang et l'affinité de l'hémoglobine pour l'oxygène. Plus précisément, l'effet Bohr décrit comment l'hémoglobine est plus apte à libérer l'oxygène dans les tissus lorsque le pH de notre sang est bas (plus acide) et que la concentration de CO_2 est élevée (hypercapnie).

En termes simples, l'effet Bohr se manifeste par la diminution de l'affinité de l'hémoglobine pour l'oxygène en présence de dioxyde de carbone (et d'hydrogène). Autrement dit, à mesure que la concentration de CO_2 augmente, la liaison entre l'oxygène et l'hémoglobine diminue. Cette diminution est attribuable à la dissolution du CO_2 dans le sang, provoquant son acidification (représentée par une courbe rouge due à l'augmentation des ions hydrogène). En conséquence, la pression en oxygène sur l'hémoglobine augmente, réduisant son affinité. L'hémoglobine libère alors l'oxygène dans les tissus.

À l'inverse, quand le niveau de CO_2 diminue, cela entraîne un stockage de l'oxygène par l'hémoglobine puisque le pH augmente (courbe bleue).

Effet Bohr et fréquence respiratoire

L'effet Bohr joue également un rôle important dans la régulation de la respiration. Nous venons de le voir, lorsque les tissus produisent davantage de dioxyde de carbone, cela entraîne une augmentation de la concentration de dioxyde de carbone dans le sang, réduisant le pH sanguin. Les chémorécepteurs de notre bulbe rachidien détectent les changements dans la concentration de dioxyde de carbone et de pH.

En réponse à ces changements, ceux-ci vont augmenter la fréquence et la profondeur de la respiration pour éliminer l'excès de dioxyde de carbone et rétablir l'équilibre acidobasique du sang.

Inversement, lorsque les niveaux de CO_2 diminuent, le sang devient plus basique. Cela incite les centres respiratoires à réduire la fréquence respiratoire pour retenir le CO_2 et augmenter la concentration d'ions hydrogène, ramenant le pH sanguin vers la neutralité.

Effet Bohr et exercice physique à haute intensité

La situation qui demande le plus d'énergie, c'est l'exercice physique à haute intensité. C'est lors de l'exercice physique intense que vous augmentez votre fréquence respiratoire et produisez le plus de CO_2. C'est précisément dans cet état qu'il est intéressant de stimuler l'effet Bohr.

Lorsque vous exercez intensément vos muscles et votre cœur, vous respirez plus vite et plus superficiellement. Vous demandez à vos cellules de produire plus d'énergie pour permettre au corps de répondre à ce que vous lui imposez. Dans ce contexte, vous allez donc produire davantage de CO_2. Ce faisant, votre corps va libérer tout l'oxygène disponible dans votre sang pour pouvoir ensuite le recharger en oxygène. Cela se traduit par un élargissement de vos vaisseaux et capillaires sanguins (diminution du pH) pour permettre à l'hémoglobine de libérer davantage d'oxygène. Si vous respirez de façon souple, lente, contrôlée et nasale, vous activez l'effet Bohr et libérez un maximum d'oxygène dans les muscles.

En revanche, si vous respirez de façon dysfonctionnelle pendant l'exercice, vous n'apportez pas suffisamment d'oxygène aux cellules qui souffrent. Vous produisez rapidement de l'acide lactique, donnant lieu à de douloureuses courbatures les jours suivants.

Lors de la récupération, votre cœur ralentit, vous respirez plus lentement et plus profondément permettant au pH, au CO_2

de descendre et aux niveaux d'oxygène de remonter dans le sang. Votre système se stabilise et se calme. Votre corps va comprendre qu'il peut donc conserver l'oxygène dans le sang « en réserve », car vos cellules sont suffisamment oxygénées. Votre saturation remonte.

Votre corps a besoin de ces deux états respiratoires pour que votre organisme fonctionne harmonieusement. Vous devez stimuler naturellement l'effet Bohr pour assurer la régulation de la livraison d'oxygène aux tissus et aux organes du corps. Cette stimulation régulière permet à l'organisme de répondre de manière efficace à ses besoins métaboliques changeants et le rend plus résilient.

Des conséquences sur la santé

A contrario, si vous ne stimulez pas ces mécanismes biologiques, à l'instar de tout autre processus métabolique, ils se mettent en sommeil. Votre corps a besoin d'équilibre. Il doit connaître des situations de repos et des situations de stress.

Notre respiration répond à notre mode de vie. Ainsi, si vous êtes très sédentaire et constamment stressé, votre respiration sera rapide, thoracique, orale et superficielle. On parle alors d'hyperventilation chronique, un état dans lequel une personne respire excessivement par rapport à ses besoins métaboliques.

Dans un état d'hyperventilation chronique, vous ne permettez donc jamais au CO_2 de monter et devenez très sensible à l'augmentation du CO_2. Ce faisant, vous augmentez l'affinité de l'hémoglobine pour l'oxygène simultanément. Et plus vous devenez sensible au CO_2, plus vous respirez rapidement et superficiellement, plus vous avez du mal à apaiser le système.

LA MÉTHODE BUTEYKO

Il existe une approche de la respiration directement corrélée à l'effet Bohr permettant d'apporter le maximum de bénéfices en un minimum de temps. C'est la méthode Buteyko.

Les travaux de Buteyko sur l'hyperventilation chronique

Konstantin Pavlovich Buteyko (1923-2003) était un médecin russe qui a consacré sa vie à l'étude de la respiration et à la mise au point de méthodes de respiration spécifiques. Son travail a jeté les bases de ce qui est aujourd'hui connu sous le nom de la méthode Buteyko. Cette méthode, directement inspirée des travaux de Bohr, vise à améliorer la santé en ajustant la respiration et en maintenant un équilibre adéquat des gaz sanguins.

Les travaux de Buteyko ont été principalement axés sur la gestion de l'hyperventilation chronique. Il a établi qu'elle était une cause sous-jacente de nombreux problèmes de santé, notamment l'asthme, les allergies, l'hypertension artérielle et d'autres affections respiratoires et cardiovasculaires.

Dans le contexte de l'hyperventilation chronique, la personne respire excessivement et élimine trop de CO_2. Cela entraîne une diminution des niveaux de CO_2 dans le sang, avec plusieurs effets :

- un phénomène d'alcalose respiratoire, c'est-à-dire un déséquilibre acidobasique en faveur d'une augmentation du pH sanguin. Cela peut provoquer une série de symptômes, notamment des étourdissements, des picotements, une sensation de souffle court et d'autres troubles neurologiques

- une forte vasoconstriction. En effet, l'hyperventilation chronique peut provoquer une constriction des vaisseaux sanguins, réduisant ainsi le débit sanguin vers les organes et les tissus. Cela entraîne le plus souvent de l'hypertension artérielle et à des problèmes cardiovasculaires ;
- l'alcalose respiratoire peut également réduire la libération d'oxygène de l'hémoglobine dans les tissus conduisant à une diminution de la délivrance d'oxygène aux cellules, ce qui peut contribuer aux problèmes de santé dont nous avons parlé précédemment.

Que se passe-t-il sur le long terme ? Progressivement, vous diminuez votre marge physiologique, c'est-à-dire la capacité que vos cellules ont à faire face à un stress intense par rapport à une situation de repos.

Le stress devient votre mode de vie. Vous développez une très forte affinité de l'hémoglobine pour l'oxygène qui devient chronique et vous distribuez de plus en plus mal l'oxygène aux cellules de votre corps. Celles-ci vont alors souffrir et se mettre à dysfonctionner par manque d'oxygène. On parle alors d'hypoxie cellulaire. Cet état entraîne d'une part une baisse de la production d'énergie par vos cellules (une baisse de votre métabolisme basal) et par voie de conséquence, une progressive dysfonction de vos mitochondries.

À l'instar d'une alimentation déséquilibrée et du manque d'exercice, la dysfonction de vos mitochondries est le siège d'un grand nombre de pathologies.

Mais l'hyperventilation chronique va également avoir un impact sur la régulation de votre respiration pendant la journée, entraînant essoufflements, arythmies cardiaques, hypertension, difficultés à garder son calme, crampes, migraines et étourdissements, mais également la nuit avec l'apparition de difficultés d'endormissement, de sueurs nocturnes, d'une apnée obstructive ou centrale du sommeil, d'un dérèglement hormonal et d'un sommeil globalement très peu réparateur.

Ainsi, vous le comprenez, savoir respirer, c'est savoir donner à son corps l'oxygène dont il a besoin, mais également répondre à un équilibre changeant.

Hyperventilation chronique et insulino-résistance

L'insulino-résistance est un des premiers symptômes du diabète. De nombreuses études ont montré une relation entre résistance à l'insuline, SAOS et hyperventilation chronique.

Il existe un lien de cause à effet entre l'inflammation générée par l'hyperventilation chronique et l'apparition d'une progressive insulino-résistance. L'inflammation et le stress oxydatif sont souvent impliqués dans le développement de l'insulino-résistance. Or l'hyperventilation chronique peut augmenter le stress oxydatif en diminuant la quantité de dioxyde de carbone (CO_2) dans le corps. Le stress oxydatif et l'inflammation peuvent à leur tour contribuer à l'insulino-résistance.

De la même façon, les changements dans l'équilibre acido-basique générés par l'hyperventilation chronique peuvent également influencer la régulation de la glycémie et affecter la libération d'insuline par le pancréas, entraînant sur la durée une insulino-résistance.

Enfin, le stress, générateur de cortisol, stimule le largage de glucose en permanence et pourrait être un cofacteur de l'insulino-résistance.

Les axes clés de la méthode Buteyko

Devant les problèmes de santé associés à l'hyperventilation chronique, la méthode développée par Buteyko vise à aider les individus à rééduquer leur respiration. Cette méthode repose sur plusieurs principes clés.

Tout d'abord, la méthode insiste sur l'importance de la réduction de la fréquence respiratoire. Une personne en situation d'hyperventilation inspirera et expirera plus de douze fois par minute. Buteyko encourage la réduction de la fréquence respiratoire à six respirations par minute en utilisant des techniques de respiration lente et légère nommée « respiration réduite ». Cela permet de retenir davantage de CO_2, de restaurer l'équilibre acido-basique et d'améliorer l'efficacité de l'échange de gaz au niveau pulmonaire.

Pour pratiquer ce type de respiration, il est également essentiel pour Buteyko d'utiliser systématiquement le diaphragme pendant la respiration par opposition à la respiration thoracique superficielle. Il faut donc apprendre à rééduquer son diaphragme par des exercices ciblés permettant de restaurer le mouvement diaphragmatique et de renforcer ce muscle.

Respiration nasale et Mouth Taping

De la même façon, la méthode Buteyko encourage la respiration par le nez avec la bouche fermée, même pendant le sommeil. Il a développé pour cela une pratique qui peut vous sembler surprenante, mais incroyablement efficace pour restaurer une respiration nasale et votre équilibre acidobasique. Il s'agit du « Mouth Taping ». Cette technique consiste à appliquer un petit morceau d'adhésif médical sur la bouche avant de vous endormir.

L'objectif de la pratique du Mouth Taping est de réhabituer le cerveau à utiliser le nez comme organe principal de la respiration. Notre bouche est faite pour manger et parler (et nous faisons clairement trop des deux), notre nez est uniquement là pour respirer. Si vous ne l'utilisez pas, il s'atrophie.

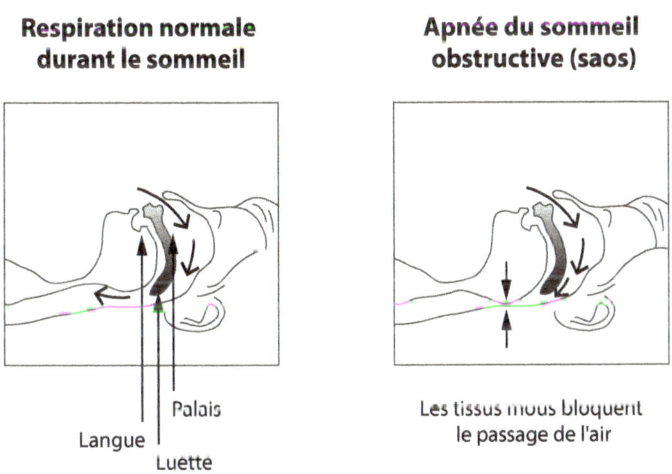

Source : https://innomed-patient.com/index.php/our-services/apnee-du-sommeil/.

Polypes nasaux et pharyngés, angines, otites, rhinites, rhinopharyngites, sinusites, allergies, brouillard mental, douleurs aux masséters et malocclusions, bruxismes, ronflements, SAOS... ne sont que quelques-uns des symptômes associés à une atrophie des conduits nasaux.

Si vous n'utilisez pas votre nez correctement, les tissus qui le composent dégénèrent inéluctablement. Restaurer une respiration nasale naturelle revêt donc d'indiscutables avantages :

Respirer par le nez permet tout d'abord de filtrer l'air inspiré. Le nez est équipé de cils microscopiques et de muqueuses qui agissent comme un filtre pour l'air inhalé. Il capture les particules étrangères, la poussière et les allergènes, empêchant ainsi qu'ils n'atteignent les voies respiratoires inférieures. La respiration par la bouche ne permet pas cette filtration, exposant les poumons à des particules nocives.

De la même façon, respirer par le nez permet de réchauffer et d'humidifier l'air inspiré de manière optimale, ce qui le rend plus favorable pour les poumons. La respiration par la bouche peut entraîner l'inhalation d'air froid et sec, ce qui peut irriter les voies respiratoires.

La respiration nasale favorise une meilleure rétention de dioxyde de carbone (CO_2) et donc une meilleure distribution de l'oxygène. Ce processus physiologique, nous venons de le voir, contribue à maintenir l'équilibre des gaz sanguins.

La respiration nasale sollicite davantage votre diaphragme alors que la respiration buccale sollicite davantage votre thorax. En respirant par le nez, vous améliorez la ventilation des poumons et la distribution de l'air.

Comment le stress influe sur votre fréquence cardiaque

La respiration nasale est également associée à un état de relaxation et peut contribuer à réduire durablement et naturellement le stress et l'anxiété. La respiration par la bouche est associée à une respiration plus rapide et à une réaction de stress. Ce phénomène de compensation respiratoire est parfaitement naturel et répond à votre état de stress.

Si vous êtes calme, votre respiration et votre rythme cardiaque sont au repos. Votre système est équilibré et se concentre sur le maintien d'un échange gazeux normal destiné à assurer l'homéostasie de vos différents systèmes.

Si vous êtes stressé, vous allez hyperventiler et donc respirer rapidement, le plus souvent par la bouche, pour augmenter la production d'hormones associées à la réponse « fuite ou combat ».

En réponse à ce stress, vous allez tout d'abord produire de l'adrénaline qui a un effet rapide et puissant sur le corps. Elle provoque une augmentation du rythme cardiaque, une vasoconstriction, une libération de glucose dans la circulation sanguine pour fournir de l'énergie aux muscles et une dilatation des bronches pour augmenter l'apport en oxygène. Ces effets préparent le corps à réagir rapidement à la situation, que ce soit pour fuir ou combattre.

Vous allez également produire de la noradrénaline, une hormone qui agit en synergie avec l'adrénaline. Elle est également libérée en réponse au stress et amplifie les effets de l'adrénaline. La noradrénaline augmente la pression artérielle en provoquant une vasoconstriction plus marquée, ce qui augmente le débit sanguin vers les muscles et le cerveau.

Pour permettre la mise en œuvre de tous ces processus, très consommateurs d'énergie, et donc d'oxygène, vous devez respirer davantage et apporter un maximum d'oxygène en un minimum de temps à vos cellules.

Maintenant, imaginez que vous vous trouvez constamment dans cet état de stress… Votre cœur bat trop vite, trop souvent et ne bénéficie pas d'un apport en oxygène suffisant. Vous comprenez alors que cela n'est pas bon pour vous sur la durée.

Vous devez reprendre le contrôle sur votre respiration pour apaiser le système. En bref, ménagez votre stress !

Les incroyables bienfaits de l'oxyde nitrique

Mais la respiration nasale agit également sur la production d'une substance exceptionnelle. Il s'agit de l'oxyde nitrique, plus connu sous le nom de monoxyde d'azote (NO) : l'oxyde nitrique est un gaz qui joue un rôle clé dans de nombreux phénomènes métaboliques ayant des effets bénéfiques sur tout notre organisme.

Tout d'abord, l'oxyde nitrique agit comme un puissant vasodilatateur, ce qui signifie qu'il détend les parois des vaisseaux sanguins, entraînant une augmentation du diamètre vasculaire. Cette vasodilatation favorise la circulation sanguine en réduisant la résistance vasculaire, un élément clé dans la régulation de la pression artérielle et donc du fonctionnement de votre cœur.

Mais ce n'est pas tout, dans le système nerveux, l'oxyde nitrique agit en tant que neurotransmetteur, facilitant la communication entre les neurones. Ce rôle est particulièrement crucial dans des processus tels que la mémoire et la régulation de l'inflammation.

De plus, l'oxyde nitrique joue un rôle dans le système immunitaire en participant à la réponse immunitaire. Certaines cellules du système immunitaire sont capables de produire de l'oxyde nitrique pour lutter contre les infections. Il intervient également dans la régulation de la respiration en agissant sur les muscles lisses des voies respiratoires, provoquant leur dilatation et améliorant ainsi le flux d'air.

Enfin, dans le contexte de l'inflammation, l'oxyde nitrique joue un rôle de médiateur en étant produit en réponse à des processus inflammatoires. En somme, l'oxyde nitrique est une molécule de signalisation polyvalente et fondamentale qui affecte une variété de fonctions physiologiques, de la régulation de la pression artérielle à la communication neuronale en passant par la réponse immunitaire et la régulation de l'inflammation.

Vous le comprenez, respirer consciemment par le nez est simplement essentiel à votre santé. En omettant cela, vous entraînez une cascade d'effets délétères qui surviendront inévitablement à un moment ou à un autre. Il est temps de passer au Mouth Taping. Mais pas d'empressement, je vais vous indiquer comment faire pas à pas dans votre routine de respiration.

À présent, nous allons couvrir un autre élément clé d'une bonne respiration et de son impact sur votre système cardiovasculaire : la variabilité de la fréquence cardiaque.

LA VARIABILITÉ DE LA FRÉQUENCE CARDIAQUE (VFC)

La variabilité de la fréquence cardiaque (plus communément nommée VFC) est un paramètre physiologique qui reflète les fluctuations dans les intervalles de temps entre les battements cardiaques.

Cette variation subtile, mesurée en millisecondes, est le reflet de l'interaction dynamique entre le système nerveux autonome, le système cardiovasculaire et d'autres mécanismes physiologiques. La VFC est devenue un domaine de recherche essentiel en physiologie cardiaque et en médecine, car elle peut fournir des informations précieuses sur la santé de votre système cardiovasculaire, votre niveau de stress, l'homéostasie cardiaque et la régulation métabolique.

Or il se trouve que la respiration peut modifier cette variabilité et indirectement le fonctionnement de votre système cardiovasculaire. Pour comprendre de quelle façon, il faut d'abord saisir comment est mesurée cette VFC.

Mesure de la VFC

La variabilité de la fréquence cardiaque se réfère aux fluctuations des intervalles de temps qui séparent deux battements cardiaques autour d'une valeur moyenne. Pour mesurer la VFC, les cardiologues utilisent un examen nommé électrocardiogramme (ECG).

Au cours de cet examen, l'ECG mesure les intervalles R-R, c'est-à-dire le temps entre la pointe d'une onde à la pointe de l'onde suivante. Ces données sont ensuite analysées pour quantifier la variabilité de la fréquence cardiaque entre deux intervalles R-R.

Plus les fluctuations séparant deux battements cardiaques sont nombreuses et rapprochées, plus votre VFC est réduite. Des études ont montré qu'une VFC réduite est associée à un risque accru de développer un diabète de type 2, une inflammation généralisée et un vieillissement prématuré.

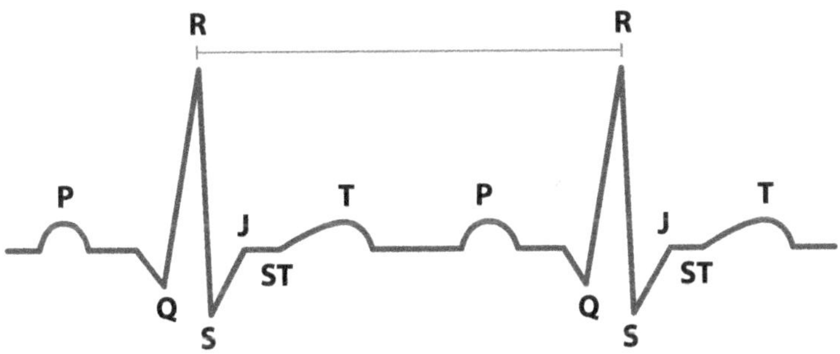

Plus les fluctuations séparant ces deux battements cardiaques sont espacées, plus votre VFC est améliorée. C'est un indicateur de bonne santé cardiaque.

Ainsi, vous devez faire en sorte d'améliorer durablement votre VFC pour contribuer à une meilleure santé cardiaque. Malheureusement, stress chronique rime souvent avec fréquence cardiaque élevée.

VFC et réponse au stress

Le stress modifie directement notre état émotionnel et donc notre fréquence cardiaque. Cet état émotionnel dépend de l'activité de notre système nerveux autonome.

Notre système nerveux autonome comprend deux sous-systèmes interdépendants :

1. le système nerveux sympathique (SNS) principalement activé dans le contexte d'une réponse « fuite ou combat ». Le SNS est responsable de la stimulation du cœur,

entraînant une accélération de la fréquence cardiaque. Il est activé en réponse au stress, à l'effort physique et à d'autres situations exigeantes ;

2. en revanche, le système nerveux parasympathique (SNP) répond directement à un état de relaxation et de détente. Il ralentit la fréquence cardiaque et favorise la récupération.

Ces deux systèmes jouent un rôle essentiel dans la régulation de la fréquence cardiaque, et leur interaction dynamique est un facteur clé de la VFC. La balance entre ces deux systèmes est donc cruciale pour la régulation de la fréquence cardiaque et, par extension, pour la VFC. Par conséquent, il est légitime de se demander de quelle façon influer sur notre système nerveux parasympathique afin de nous apaiser. Mais il faut comprendre quels sont les mécanismes métaboliques qui influencent la variabilité de la fréquence cardiaque.

Comment le sport à haute intensité améliore la VFC ?

Tout d'abord, nous disposons, sur la paroi de nos artères, de petits capteurs qui détectent les changements de pression artérielle. On les appelle barorécepteurs. Lorsque la pression artérielle augmente, les barorécepteurs envoient des signaux au système nerveux pour ralentir la fréquence cardiaque et abaisser la pression. Cette régulation rapide de la fréquence cardiaque contribue à la VFC.

Lorsque l'organisme a besoin de plus d'énergie, par exemple pendant un exercice physique intense, la fréquence cardiaque augmente pour répondre à la demande accrue en oxygène et en nutriments. La VFC va, elle, diminuer à ce moment-là et entraîner une modification d'un grand nombre de marqueurs biologiques pour permettre au corps de faire face de la façon la plus adaptée au stress physique rencontré. Sur le long terme, cette adaptation se traduit par une amélioration de la VFC.

Il s'agit encore d'une adaptation positive ! S'exercer ponctuellement de manière intense entraîne une augmentation de l'activité parasympathique (SNP) et une réduction de l'activité sympathique au repos. En gros, plus vous vous exercez régulièrement, plus vous améliorez votre VFC et la façon dont le sang et les nutriments sont distribués à l'ensemble de vos tissus.

L'alimentation aussi impacte votre VFC

Mais il n'y a pas que le sport qui peut améliorer votre VFC. En effet, votre alimentation joue également un rôle clé dans la régulation de la fréquence cardiaque. Pour permettre à votre cœur de battre normalement, de façon régulière et de s'adapter au mieux aux situations de stress et aux situations de repos, vous devez avoir un bon équilibre électrolytique.

Les électrolytes sont des minéraux chargés électriquement, essentiels au bon fonctionnement du corps humain jouant un rôle crucial dans de nombreuses fonctions physiologiques, notamment la régulation de l'équilibre hydrique, la conductivité électrique des cellules, la fonction musculaire et la régulation de la pression sanguine.

Les électrolytes les plus importants à maintenir sont :

- le sodium ($Na +$) ;
- le potassium ($K +$) ;
- le calcium ($Ca^2 +$) ;

- le magnésium (Mg^2 +) ;
- le chlore (Cl –) ;
- le bicarbonate (HCO^3 –) ;
- le phosphate (PO^{43} –).

Ils sont essentiels à la régulation de la fréquence cardiaque. Le bicarbonate, par exemple, joue un rôle essentiel dans la fonction cardiaque en contribuant à maintenir l'équilibre acidobasique du corps, essentiel au fonctionnement du système cardiovasculaire. Des concentrations ioniques en électrolytes inappropriées ou déséquilibrées dans les cellules cardiaques, notamment en sodium et en potassium, parasitent la conduction électrique du cœur impactant durablement votre VFC.

De la même façon, une alimentation déséquilibrée peut augmenter votre stress oxydatif, c'est-à-dire qu'elle va générer un déséquilibre entre la production de radicaux libres et la capacité du corps à neutraliser ces radicaux libres au moyen d'antioxydants. Les radicaux libres sont des molécules particulièrement instables qui réagissent rapidement avec d'autres molécules dans le corps, notamment les lipides, les protéines et l'ADN, ce qui peut entraîner, sur le long terme, des dommages cellulaires. Malheureusement, le cœur est l'un des premiers organes à souffrir de ce stress oxydatif.

Enfin, l'inflammation chronique peut également affecter la VFC et générer des problèmes cardiaques. Une alimentation pro-inflammatoire, le plus souvent associée à une progressive insulino-résistance et à une hyperventilation chronique, va, là aussi, entraîner un parasitage des signaux électriques cardiaques, réduisant la VFC et, ce faisant, le diamètre de vos vaisseaux sanguins. Cet ensemble de facteurs de risque agit en synergie et entraîne, le plus souvent, une progressive calcification de vos artères, une hypertension artérielle et un certain nombre d'autres problèmes cardiovasculaires, parfois graves.

Importance de la VFC en physiologie humaine

La VFC est un indicateur précieux de la santé du système cardiovasculaire et de l'équilibre autonome du corps. Une VFC réduite est souvent associée à des problèmes de santé, tels que les maladies cardiovasculaires, le diabète, l'obésité et le stress chronique. En revanche, une VFC élevée est généralement considérée comme un indicateur de meilleure santé cardiovasculaire et une réponse au stress plus adaptative. Plusieurs solutions s'offrent à vous pour augmenter votre VFC grâce à la respiration, à l'exercice à haute intensité et à l'alimentation.

Mais il existe un autre marqueur de santé et de longévité essentiel, souvent utilisé par les sportifs, mais qui trouve également tout son sens pour chacun d'entre nous.

LA VO_2MAX, UN MARQUEUR MÉTABOLIQUE

Qu'est-ce que la VO_2max ?

La VO_2max représente la capacité maximale d'un individu à consommer de l'oxygène pendant un effort physique intense. Cette mesure est souvent utilisée comme indicateur de la condition cardiorespiratoire globale d'une personne. Plusieurs études ont démontré que l'amélioration du VO_2max est associée à une meilleure endurance, à des performances physiques accrues et à une réduction du risque de maladies cardiovasculaires.

En gros, comprenez que la VO_2max est le meilleur indicateur de la façon dont l'oxygène est apporté à vos cellules, et en particulier à vos muscles.

Comment mesure-t-on la VO_2max ?

La VO_2max correspond donc au volume de dioxygène maximal qui peut être absorbé par vos muscles. La VO_2max est exprimée en litre de dioxygène par minute par kilogramme (l/min/kg).

Niveaux de VO_2max moyens pour les hommes par tranche d'âge

Classification de la condition physique	Âge								
	20-24	25-29	30-34	35-39	40-44	45-49	50-54	55-59	60-65
Excellente	>62	>59	>56	>54	>51	>48	>46	>43	>40
Très bonne	57-62	54-59	52-56	49-54	47-51	44-48	42-46	40-43	37-40
Bonne	51-56	49-53	46-51	44-48	42-46	40-43	37-41	35-39	33-36
Moyenne	44-50	43-48	41-45	39-43	36-41	35-39	33-36	31-34	29-32
Juste	38-43	36-42	35-40	33-38	32-35	30-34	28-32	27-30	25-28
Faible	32-37	31-35	29-34	28-32	26-31	25-29	24-27	22-26	21-24
Très faible	<32	<31	<29	<28	<26	<25	<24	<22	<21

Niveaux de VO_2max moyens pour les femmes par tranche d'âge

Classification de la condition physique	Âge								
	20-24	25-29	30-34	35-39	40-44	45-49	50-54	55-59	60-65
Excellente	>51	>49	>46	>44	>41	>38	>36	>33	>30
Très bonne	47-51	45-49	43-46	41-44	38-41	36-38	33-36	31-33	28-30
Bonne	42-26	41-44	38-42	36-40	34-37	32-35	30-32	28-30	25-27
Moyenne	37-41	36-40	34-37	32-35	30-33	28-31	26-29	24-27	22-24
Juste	32-36	31-35	30-33	28-31	26-29	24-27	23-25	21-23	19-21
Faible	27-31	26-30	25-29	24-27	22-25	21-23	19-22	18-20	16-18
Très faible	<27	<26	<25	<24	<22	<21	<19	<18	<16

Source : https://www.garmin.com/fr-FR/blog/quel-est-le-bon-vo2-max-pour-moi/

Pour évaluer avec précision la VO_2max, les sportifs professionnels ont recours à des équipements sophistiqués tels que des tapis roulants associés à un masque permettant de mesurer le débit d'oxygène inhalé par le coureur à son rythme le plus intense.

Bien évidemment, vous ne disposez pas de ce genre d'équipements à la maison. En revanche, il vous est parfaitement possible de le faire grâce à certaines montres connectées. Ces dispositifs vont aller analyser diverses données comme le rythme cardiaque, l'âge, le poids, le sexe et l'allure de course, pour estimer la VO_2max.

On considère généralement qu'une bonne VO_2Max est de l'ordre de 47 ml à 55 ml par minute par kilogramme chez les hommes de plus de 40 ans et de 38 ml à 45 ml par minute par kilogramme chez les femmes du même âge.

Pourquoi améliorer sa VO_2max

Parce que c'est un marqueur de longévité

Nous l'avons vu précédemment, selon le médecin et chercheur Peter Attia, la VO_2max est un des trois facteurs clés de la santé cardiovasculaire et de la longévité en bonne santé* (nommée *Healthspan*). Pour lui, une VO_2max élevée est un signe de meilleure santé du cœur et des artères, indiquant une meilleure capacité du corps à fournir de l'oxygène aux muscles et au cerveau.

* Voir le schéma page XXX

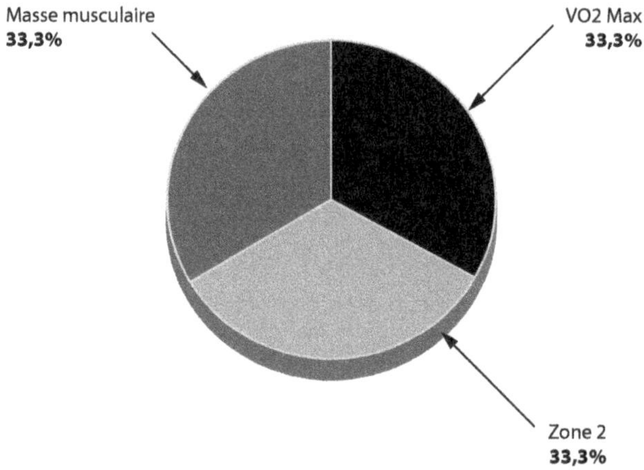

Les 3 facteurs principaux de santé et longévité

Parce que c'est un marqueur d'une bonne santé cellulaire

Le débit cardiaque est un facteur clé de la VO_2max, car il détermine la quantité de sang pompée par le cœur chaque minute. Pendant un effort intense, le cœur doit augmenter sa fréquence cardiaque et son volume d'éjection systolique pour répondre à la demande accrue d'oxygène des muscles actifs. Si vous respirez de façon optimale, l'hémoglobine, qui lie l'oxygène et le transporte vers les cellules, va alors majorer sa concentration en oxygène pour alimenter les muscles qui utilisent énormément d'ATP. En optimisant le fonctionnement de vos mitochondries cellulaires, vous stimulez la production, l'apport et l'utilisation de l'ATP au moment où votre corps en a le plus besoin. C'est ce qu'on appelle la capacité oxydative des cellules.

La capacité oxydative est directement liée à la VO_2max, car une VO_2max élevée signifie que le corps peut fournir plus d'oxygène aux muscles actifs, permettant ainsi une production d'énergie plus efficace. Une capacité oxydative accrue est également associée à une meilleure endurance et à une résistance à la fatigue pendant l'exercice, car les muscles sont capables de maintenir un apport constant d'énergie.

Une densité mitochondriale élevée, une capacité oxydative optimale et une bonne efficacité énergétique de vos cellules sont donc généralement les marqueurs d'une bonne VO_2max et donc d'une bonne santé cardiaque.

Parce que c'est un marqueur d'une ventilation optimale

Mais ce n'est pas tout. Mieux respirer permet également d'améliorer la quantité d'air que vos poumons sont en mesure d'absorber et d'utiliser. C'est ce qu'on appelle la *capacité vitale*.

La capacité vitale ou VC, qui correspond au volume maximum d'air qu'une personne peut inspirer et expirer pendant un effort. Elle est donc étroitement liée à la VO_2max. Une capacité vitale élevée permet une meilleure ventilation pulmonaire et un apport d'oxygène accru. Les techniques de respiration profonde favorisent l'expansion maximale des poumons, augmentant ainsi l'absorption efficace de l'oxygène. La respiration par le nez, par opposition à la respiration buccale, filtre, humidifie et réchauffe l'air inspiré, améliorant ainsi l'efficacité de la respiration et la capacité de transport de l'oxygène vers le sang.

La respiration, lorsqu'elle est synchronisée avec l'effort physique, permet de maximiser l'apport d'oxygène. Le rythme respiratoire peut être ajusté pour correspondre au rythme cardiaque ou à celui des mouvements effectués, optimisant ainsi la coordination du système cardiorespiratoire.

Une *capacité vitale optimale*, c'est une résistance respiratoire minimale, évitant la respiration laborieuse ou sifflante. Une respiration ample et facile favorise une ventilation optimale et une absorption efficace de l'oxygène et donc une VO_2max parfaite.

Pourquoi la méthode Buteyko permet d'améliorer la VO_2max ?

La méthode Buteyko se distingue par son impact positif sur l'amélioration de la VO_2max, et cela s'explique par divers mécanismes physiologiques. Axée sur la normalisation de la respiration, elle met en avant la réduction de la respiration thoracique superficielle en faveur d'une respiration nasale lente et profonde. Cette approche peut influencer directement la VO_2max de manières diverses.

Tout d'abord, nous l'avons vu, la respiration nasale favorise une utilisation accrue de l'oxygène. Le nez, en filtrant, humidifiant et réchauffant l'air inhalé, prépare ainsi les voies respiratoires et les poumons à une absorption plus efficace de l'oxygène. Cela peut contribuer à une utilisation plus efficiente de l'oxygène pendant l'activité physique, soutenant ainsi l'amélioration de la VO_2max.

Deuxièmement, la méthode Buteyko incite à la réduction de la fréquence respiratoire. En diminuant le rythme des respirations et en prolongeant la phase d'expiration, l'organisme peut accroître la concentration de dioxyde de carbone (CO_2) dans le sang. Vous le savez maintenant, un niveau adéquat de CO_2 est essentiel pour libérer l'oxygène des globules rouges vers les tissus. Une gestion améliorée du CO_2 grâce à la méthode Buteyko peut ainsi contribuer à optimiser l'échange gazeux dans les poumons et à améliorer la performance aérobie.

Troisièmement, la méthode Buteyko encourage une meilleure tolérance au dioxyde de carbone. Une sensibilité moindre au CO_2 est souvent associée à une respiration excessive, pouvant entraîner une hyperventilation pendant l'effort physique. En apprenant à tolérer des niveaux plus élevés de CO_2, les adeptes de la méthode Buteyko peuvent mieux réguler leur respiration pendant l'exercice, évitant ainsi l'hyperventilation et préservant une utilisation plus efficace de l'oxygène.

Ainsi, je vous recommande d'étudier plus en profondeur l'approche de Buteyko et son effet sur notre santé. Elle est probablement l'une des méthodes de respiration les plus efficaces pour quiconque souhaite améliorer sa fonction cardiaque, mais aussi de soulager les difficultés respiratoires, le stress ou la concentration, les problèmes digestifs ou métaboliques.

Ça tombe bien, c'est sur la base de la méthode Buteyko que je vous propose une routine de respiration simple à effectuer au quotidien, dès que vous avez besoin de vous poser et de recadrer votre respiration.

Une autre façon d'améliorer sa VO_2max ?

En 1990, un chercheur japonais du nom d'Izumi Tabata a développé un protocole d'entraînement fractionné très intense, se déroulant sur une période de seulement quatre minutes (oui, oui), mais promettant des résultats significatifs sur la santé cardiaque et sur la VO_2max.

La séance est structurée en cycles de vingt secondes d'exercice intensif, suivis de dix secondes de repos, répétés huit fois. Les exercices à réaliser peuvent varier, mais reprennent généralement au moins trois des six archétypes de mouvements proposés au chapitre 2.

Le principal avantage du protocole Tabata réside dans son efficacité en peu de temps. Les intervalles courts et intenses de vingt secondes sollicitent énormément le système cardiovasculaire et musculaire, stimulant la combustion des graisses et l'amélioration de la VO_2max.

Pour notre situation, je ne vous propose qu'un seul exercice à réaliser huit fois vingt secondes, entrecoupées de dix secondes de repos. Il s'agit du Jump Squat. Le Jump Squat est un squat classique auquel vous allez ajouter un petit saut au moment de remonter.

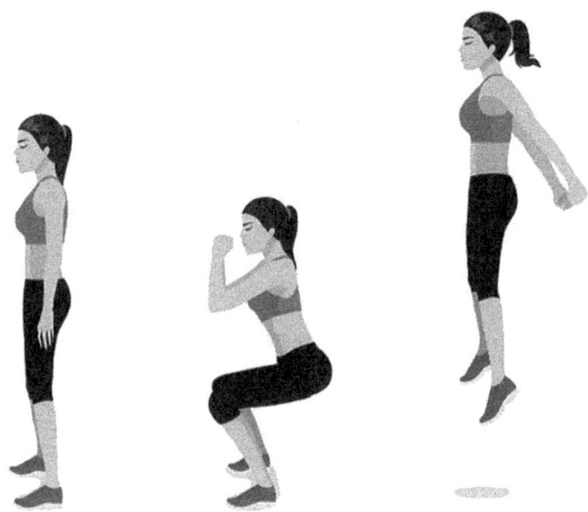

Source : https://gympion.com/blog/what-is-a-jump-squat.

Vous devez le réaliser sur un rythme soutenu et réaliser le plus de répétitions possible dans l'intervalle des vingt secondes. Normalement, vous devriez être totalement à bout de souffle et le cœur battant au bout des huit séries. C'est un exercice très intense, mais qui développera massivement votre VO_2max*. À ne réaliser qu'une fois ou deux par semaine.

Routine # 3

Pratiquer la respiration réduite

Important

Ne JAMAIS pratiquer ces exercices de respiration dans les conditions suivantes :

- juste après manger ;
- si vous avez des problèmes cardiaques, cardiovasculaires ou pulmonaires connus ;
- près d'un point d'eau ou de zones non sécurisées ;
- si vous êtes malade (virus, bactérie, parasite...) ;
- si vous avez mal dormi ;
- si vous êtes dépressif ;
- si vous avez des troubles de l'alimentation (TCA, anorexie...) ;
- en cas de grossesse.

Routine #3a

Chaque matin, après avoir fait votre toilette, prenez un instant pour oxygéner vos poumons. Cet exercice dure dix minutes et vous permet de démarrer sereinement votre journée. Vous pouvez aussi l'effectuer en cas de stress

* https://pubmed.ncbi.nlm.nih.gov/17414804/.

ou pour apaiser votre fréquence respiratoire après une journée au rythme effréné.

L'objectif de cet exercice est multiple :

1. Vous permettre de prendre conscience de votre respiration.
2. Améliorer votre fréquence respiratoire.
3. Stimuler votre diaphragme.
4. Augmenter les niveaux de CO_2 dans votre sang.
5. Décupler l'apport en oxygène dans vos tissus.

En pratique, asseyez-vous confortablement dans un fauteuil, votre canapé ou à même le sol. Mettez-vous en tailleur, le dos droit, les épaules en arrière mais détendues. Vous pouvez, si vous le souhaitez, mettre des écouteurs et écouter la musique de votre choix. Mettez une alarme dans dix minutes environ pour pouvoir vous concentrer sur votre respiration et non sur l'heure.

Commencez par inspirer et expirer profondément, très lentement, en vous concentrant sur le passage de l'air dans votre nez, vos poumons et votre ventre. Analysez les mouvements de votre diaphragme. Observez comment votre ventre se gonfle et se dégonfle. Concentrez-vous sur cela pendant quelques minutes.

Puis, commencez à respirer sur le rythme suivant en ne vous concentrant que sur le tempo de votre souffle. Ne vous préoccupez pas de l'utilisation du diaphragme. Si vous le faites déjà, c'est parfait sinon cela n'a aucune importance. Concentrez-vous sur le ralentissement de votre respiration, calmez et adoucissez le souffle.

Visez un rythme de quatre secondes d'inspiration et six secondes d'expiration. Ne faites pas de pause entre l'inspiration et l'expiration. L'objectif de cet exercice de respiration réduite est de maintenir un besoin de respirer acceptable pendant environ dix minutes. Si le besoin de respirer est trop fort, faites une pause de vingt secondes et recommencez.

Respirez lentement et doucement. La respiration doit être légère, calme et apaisée. Ralentissez votre respiration jusqu'à avoir l'impression qu'il n'y a presque pas d'air qui entre et sort de vos narines. Votre respiration doit être si calme que les poils de vos narines ne bougent pas, qu'il n'y a pas de turbulence dans votre nez.

À la fin de chaque inspiration, ressentez une sensation de relaxation totale dans votre corps et expirez lentement et doucement. L'air doit sortir doucement et sans effort de votre corps. Il est important de ne pas chercher à contrôler volontairement les muscles respiratoires et de limiter votre respiration pendant cet exercice. Ne rentrez pas le ventre pour réduire le volume respiratoire. Celui-ci devrait être inférieur comparé au volume précédant l'exercice.

Puis, prenez des inspirations plus lentes et expirez de manière plus longue, continue et détendue pour accumuler du dioxyde de carbone dans le sang. Cette accumulation crée la sensation de vouloir prendre de l'air, ce qui indique que vous pratiquez correctement l'exercice et réduisez votre volume respiratoire à la normale. Il est essentiel de ressentir le besoin de respirer plus profondément tout en concentrant la respiration dans le ventre, en évitant de gonfler le thorax ou de monter les épaules. De plus, il est conseillé de surveiller la séparation de vos côtes flottantes pendant l'inspiration et l'expiration, en maintenant un rythme respiratoire lent de dix secondes au total (quatre secondes d'inspiration et six secondes d'expiration). Seule la sonnerie de votre téléphone ou de votre montre doit vous arrêter.

À la fin de cet exercice, reprenez une respiration normale. Vous devez impérativement vous sentir détendu et plein d'énergie.

Routine #3b

Cette routine est complémentaire de la précédente et devra être réalisée une fois par semaine *maximum*.

Réalisez huit séries de Tabata (voir p. 212) en alternant vingt secondes de Jump Squat et dix secondes de repos. Respirez par le nez ou la bouche a un rythme constant. Ne forcez pas. Si vous ne pouvez pas terminer les huit séries, ce n'est pas grave. Vous ferez mieux la semaine suivante.

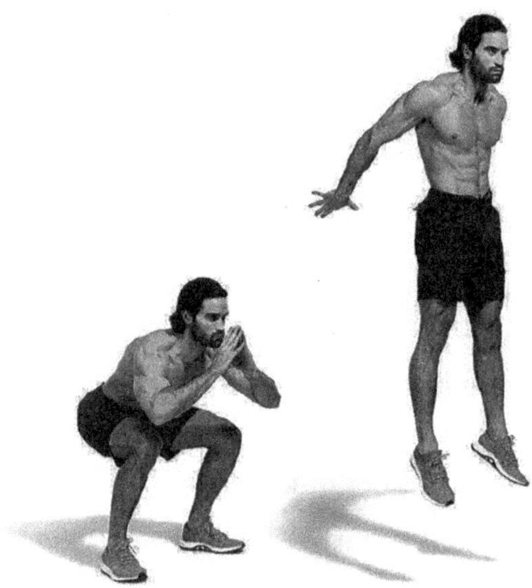

Source : https://www.menshealth.com/uk/how-tos/a735501/squat-jump/.

L'astuce du naturopathe : je vous invite à télécharger l'application Breathe sur iOS et Android. Elle vous permettra de configurer votre propre modèle de respiration basé sur les indications ci-dessus. Si vous voulez un timer et des exemples d'exercices Tabata, regardez aussi du côté des App Stores qui regorgent d'applications dédiées.

4

S'exposer au froid pour stimuler notre immunité... et notre feu intérieur

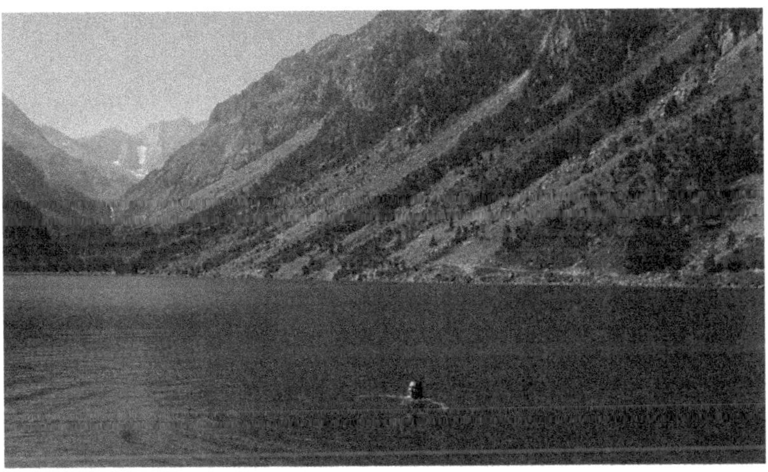

L'HISTOIRE DE CÉDRIC

Cédric vient en consultation avec une connaissance très approfondie de sa pathologie : la sclérose en plaques. Cette maladie, caractérisée par diverses manifestations telles que des troubles de la vision, des problèmes de coordination motrice, une fatigue persistante, des engourdissements ou des picotements, des difficultés de mémoire et de concentration, ainsi que des perturbations au niveau de la parole et de la déglutition, le fait souffrir depuis qu'il a 21 ans (il en a aujourd'hui 33). Ses traitements ne lui apportent que des améliorations temporaires, mais le plus souvent accompagnées d'effets secondaires importants, l'obligeant à stopper régulièrement le protocole.

Sa sclérose en plaques ne s'est pas franchement améliorée depuis plusieurs années et il me dit être réellement désespéré, cherchant avant tout un moyen de mettre en sommeil ses souffrances.

Je lui parle alors de l'exposition au froid…

Dans ce chapitre, vous allez me détester. Nous allons parler d'une autre pratique ancestrale, d'une routine qui peut vous apporter des bienfaits pour la santé exceptionnels. La thérapie par le froid est utilisée depuis des siècles pour traiter divers problèmes de santé à l'instar de l'arthrite, de la dépression, des problèmes de poids ou de la fibromyalgie.

Pourquoi s'exposer au froid est une bonne idée ? Quels sont les bienfaits associés et la science soutenant cette pratique ? De la diminution de l'inflammation au renforcement du système immunitaire et du mental, l'exposition au froid est probablement l'une des pratiques les plus ancestrales et bénéfiques que vous pourrez apporter à vos journées.

Vous voulez savoir comment ? Alors, plongez avec moi dans la science de l'exposition au froid.

QUAND LA TECHNOLOGIE RÉCONFORTE NOTRE BIOLOGIE

Tout au long de l'année, nous recherchons naturellement la chaleur lorsqu'il fait froid et la fraîcheur quand il fait chaud. Le chauffage permanent à la maison, au bureau, et en voiture, la climatisation en été, ainsi que le port de vêtements chauds sont des aspects de la vie moderne qui ont profondément modifié notre environnement thermique quotidien.

Ces pratiques, bien qu'elles semblent offrir un confort indéniable, peuvent avoir des conséquences insoupçonnées sur notre santé à long terme. Une étude de 2020 publiée sur le site Frontiers* a montré, sur un modèle animal, que la thermoneutralité, c'est-à-dire le fait de rester à une température uniforme tout au long de l'année, affaiblit considérablement notre système immunitaire alors que le froid semblait le renforcer.

Nous allons donc voir ensemble les raisons pour lesquelles ces habitudes peuvent affaiblir notre système immunitaire, stimuler l'inflammation, diminuer la sensibilité à l'insuline et abaisser notre métabolisme de base.

Le chauffage permanent et notre immunité

La régulation thermique (chauffage et climatisation) est devenue une norme dans les sociétés industrialisées, garantissant un niveau de confort constant tout au long de l'année. Cependant, cette pratique n'est pas sans conséquences, en particulier sur notre système immunitaire.

* https://www.frontiersin.org/articles/10.3389/fimmu.2020.588387/full.

Selon plusieurs études, il semblerait en effet qu'une exposition répétée et prolongée à la thermoneutralité* en hiver puisse affaiblir la capacité de notre système immunitaire à lutter contre les infections et les virus*****. L'une des raisons évoquées serait que des environnements surchauffés réduisent l'activité du système nerveux sympathique****. Notre système nerveux sympathique, comme nous avons pu le voir précédemment, est impliqué dans une vaste gamme de réponses hormonales, dont la libération d'adrénaline et de noradrénaline. Or ces hormones jouent un rôle crucial dans la régulation de la réponse immunitaire. Un système immunitaire affaibli, c'est une porte ouverte pour les virus et les bactéries.

De la même façon, il est bien établi que le chauffage permanent peut entraîner une diminution de l'humidité de l'air ambiant. Cette sécheresse de l'air peut provoquer un assèchement des voies respiratoires. Or, les muqueuses nasales et bronchiques, qui constituent une barrière essentielle contre les infections, sont ainsi moins efficaces. La Dre Susan Johnson*****, professeure de physiologie à l'université Stanford, souligne que des muqueuses desséchées peuvent permettre aux virus et aux bactéries de pénétrer plus facilement dans l'organisme... et d'y proliférer.

Le chauffage permanent à la maison, au bureau, et en voiture est également associé le plus souvent à un mode de vie plus sédentaire, caractérisé par de longues périodes d'inactivité ou limité

* https://www.ncbi.nlm.nih.gov/pmc/articles/PMC7714907/.

** https://www.nature.com/articles/ijo2014187.

*** https://www.cell.com/cell-metabolism/pdfExtended/S1550-4131(15)00519-7.

**** https://journals.physiology.org/doi/full/10.1152/japplphysiol.00684.2021.

***** https://www.linkedin.com/in/susanjoh.

au périmètre de notre intérieur, notamment en hiver. Or, vous le savez maintenant, ce *cocooning* permanent est étroitement corrélé à un organisme affaibli. La baisse de l'activité du système nerveux sympathique peut également en être la cause. Une autre cause évoquée serait à rapprocher de notre activité musculaire. En effet, les muscles en mouvement favorisent la circulation sanguine, ce qui aide à transporter les cellules immunitaires à travers le corps. La sédentarité permanente peut entraver ce processus vital et, une chose est sûre, nous n'avons pas évolué pour rester sans bouger pendant des mois entiers dans un intérieur surchauffé.

Les vêtements techniques vous fragilisent

Le port de vêtements techniques, très chauds, est également une pratique courante pendant les mois froids de l'année. Cependant, elle peut, elle aussi, influencer notre système immunitaire de manière significative.

Le port de vêtements chauds en permanence pourrait entraîner une élévation standardisée de la température corporelle et une diminution du métabolisme basal, comprenez un ralentissement global de notre organisme n'ayant plus le besoin de frissonner pour se réchauffer et de maintenir une température normale. Une température corporelle constamment régulée par les vêtements peut inhiber la production de cellules immunitaires, telles que les lymphocytes T. Ces cellules jouent un rôle essentiel dans la défense de l'organisme contre les infections.

De plus, le port de vêtements chauds peut entraîner une surchauffe du corps, provoquant une transpiration excessive. La transpiration est un mécanisme de régulation thermique naturel, mais un excès de transpiration peut entraîner une perte de minéraux essentiels, tels que le zinc et le fer, qui sont impliqués dans le fonctionnement du système immunitaire.

Un autre point important des vêtements techniques est leur dangerosité. La majorité des vêtements techniques sont aujourd'hui composés de matières synthétiques issues du pétrole, comme le polyester, les polyamides, le polyuréthane, le nylon ou l'élasthanne. La science confirme de plus en plus que ces matières sont réellement délétères pour la santé. Libérant une quantité phénoménale de perturbateurs endocriniens, à l'instar du bisphénol A et S, des substances perfluorées et polyfluorées (PFAS) telles que le PFOA (acide perfluorooctanoïque) et le PFOS (sulfonate de perfluorooctane), des colorants et produits chimiques de teinture, des adoucissants et produits de finition ou des retardateurs de flamme bromés (RFB) tels que les polybromodiphényléthers (PBDE) et le tétrabromobisphénol A (TBBPA).

Ces perturbateurs endocriniens sont aujourd'hui impliqués dans la survenue de cancers, de dérèglements endocriniens, dans l'infertilité et dans l'effondrement immunitaire.

Mon conseil. Restez « *old school* » en hiver, et misez sur la laine vierge et le coton.

La climatisation, amie ou ennemie ?

La climatisation en été est devenue un confort incontournable dans de nombreuses régions du globe, en particulier lors des vagues de chaleur. Cependant, son utilisation régulière peut avoir des répercussions sur nos systèmes immunitaires et respiratoires.

Plusieurs chercheurs en climatologie médicale à l'université de Californie* ont mené des recherches sur l'impact de la climatisation sur la santé. La climatisation entraîne généralement, lors de nos déplacements entre l'intérieur et l'extérieur d'un bâtiment ou d'une voiture, une forte variation de la température. Ces brusques variations de températures sollicitent énormément le système immunitaire qui doit s'adapter constamment à ces changements, et constituent un gros stress physiologique.

Comme vous le savez, je considère que l'exposition rapide (généralement moins de cinq minutes) et régulière (plusieurs fois par semaine) à un froid intense ou une chaleur extrême renforcent durablement la santé, et en particulier le système immunitaire. C'est ce que propose mon approche. Mais lorsque vous le faites de façon continue et inconsciente tout au long de la journée, votre système immunitaire est alors débordé.

À terme, vous dépassez la capacité de votre organisme à lutter contre les infections et les virus. Votre corps a besoin de trouver un point d'équilibre en rétablissant le point de consigne par les mécanismes évoqués précédemment. La climatisation bloque ces mécanismes d'adaptation et épuise les surrénales et votre hypothalamus. Avez-vous remarqué à quel point vous êtes épuisé après avoir subi à plusieurs reprises d'importants écarts de températures dans la journée ?

De plus, la climatisation peut assécher l'air, tout comme le chauffage. L'air sec peut provoquer des irritations des muqueuses, ce qui diminue leur efficacité dans la prévention des infections,

* https://www.researchgate.net/profile/Lisa-Miller-44.

en particulier virales. La climatisation peut également propager des particules de poussière et des allergènes, ce qui peut provoquer des réactions allergiques et des inflammations respiratoires, affaiblissant *de facto* le système immunitaire.

La climatisation bloque également les mécanismes de transpiration et de frisson. Ce faisant, vous abaissez la capacité de votre organisme à s'adapter aux changements saisonniers et justement aux fortes chaleurs ou aux épisodes de froid… En gros, vous devenez de moins en moins résilient et… de plus en plus malade chaque année. Les virus de la grippe ou du rhume ne sont pas plus actifs d'année en année, vous êtes simplement moins résistant à ces virus.

L'importance de l'exposition aux éléments et aux températures saisonnières

Vous comprenez donc que confier la régulation de notre température corporelle à des facteurs extérieurs à notre physiologie (vêtements, chauffage, climatisation…) n'est pas quelque chose de naturel.

Au contraire, l'évolution a mis à notre disposition une panoplie d'outils biologiques nous permettant de faire face à des températures très basses ou très élevées. En activant ces mécanismes naturels, vous stimulez un ensemble d'adaptations organiques. À l'instar des muscles ou de l'oxygène, si vous n'utilisez plus ces processus, ils se mettent en sommeil. Vous déclenchez alors, à nouveau, une cascade de dysévolutions.

Sans eux, notre espèce n'aurait pu survivre. C'est pourquoi je vous propose d'analyser brièvement l'approche anthropologique de la thermorégulation pour mieux comprendre sa biologie et son fonctionnement.

APPROCHE ANTHROPOLOGIQUE DE L'EXPOSITION AU FROID

L'évolution a façonné notre physiologie de manière à forcer des adaptations à une grande variété d'environnements. Qu'elles soient saisonnières ou liées à des migrations, la capacité à tolérer et à bénéficier de ces températures, parfois extrêmes, a été un élément clé de notre histoire évolutive. Et, comme c'est souvent le cas, la technologie nous coupe aujourd'hui de ces mécaniques adaptatives, entraînant avec elle son lot de problèmes de santé.

En effet, au fil de l'évolution, nos ancêtres humains ont dû faire face à une grande diversité de conditions environnementales. En migrant des chaudes contrées sud-africaines vers les glaces de l'Europe, plusieurs adaptations majeures se sont produites : raccourcissement des os et des muscles, blanchiment de la peau et des cheveux, capacité à produire davantage de vitamine D à partir du soleil, mais surtout, adaptation au froid.

Il y a quarante mille ans, les premiers hommes du genre *Homo* ont, sous la pression évolutive, stimulé l'activation d'un gène nommé TMEM13. Ce gène très spécifique est impliqué dans la résistance aux environnements froids. Nous retrouvons toujours ce gène de nos jours chez les populations nord-européennes, scandinaves ou celtes. Cette résistance au froid se traduit en particulier par des mécanismes de thermorégulation beaucoup plus prononcés.

Passons en revue quelques-uns de ces mécanismes :

- Le premier mécanisme évolutif notable est la thermogenèse. En effet, notre corps évolue autour d'une température de base.

Si nous nous en écartons trop longtemps, notre corps stimule le frisson ou la fièvre pour rétablir le point de consigne. Étant exposés régulièrement au froid, nos ancêtres ont dû s'adapter pour conserver la chaleur et se réchauffer naturellement.

- Je le répète toujours à mes patients se plaignant de ce mauvais « coup de froid » : le froid n'a RIEN À VOIR dans l'apparition du rhume. Cela est dû en vérité à une fragilité métabolique temporaire. Nous sommes (presque) tous adaptés physiologiquement au froid. Notre système immunitaire s'est adapté à ces conditions extrêmes. En effet, l'exposition régulière au froid semble réguler la production de certaines cellules immunitaires, telles que les lymphocytes T, renforçant ainsi la capacité de l'organisme à lutter contre les infections virales et bactériennes hivernales. En substance plus vous vous exposez au froid, plus votre corps s'adapte au froid et se renforce.
- Notre système osseux s'est lui aussi adapté grâce à diverses mutations génétiques*. Chez les populations de chasseurs-cueilleurs, les longues marches exposées au froid polaire se sont traduites par un raccourcissement et épaississement progressif des os et des muscles striés squelettiques**. Une raison majeure à cela est le besoin de conserver la chaleur. Plus nous abaissons notre centre de gravité, plus nous conservons de la chaleur (et donc de l'énergie), plus nous l'élevons, plus nous diffusons la chaleur et refroidissons le corps (nous perdons de l'énergie). Pourquoi croyez-vous que vous vous mettez en position recroquevillée lorsque vous avez froid ?

---

* https://www.nejm.org/doi/pdf/10.1056/NEJMoa0801197.

** https://www.ncbi.nlm.nih.gov/pmc/articles/PMC8305808/.

- Le besoin de synthétiser la vitamine D par exposition à la lumière solaire a également contribué à cette adaptation. Nous avons perdu nos poils pour laisser passer les rayons du soleil et synthétiser la précieuse vitamine. Dans les climats froids, où le soleil est plus rare, cette nécessité de produire de la vitamine D à partir de la lumière du soleil a entraîné un éclaircissement de notre peau et, en l'absence de poils pour nous réchauffer, du mécanisme de thermogenèse dont nous avons déjà parlé.

La bonne nouvelle est que la majorité d'entre nous dispose toujours de cette capacité d'adaptation. La question est de savoir si vous les avez mis en sommeil et comment les réactiver pour améliorer durablement vos facteurs métaboliques.

Des individus homéothermes

La première chose à comprendre est que l'espèce humaine dispose d'une fantastique capacité de régulation de sa température corporelle. Et c'est une spécificité de notre condition de mammifère homéotherme. *Quèsaco ?*

Les êtres humains, comme la plupart des mammifères et des oiseaux, sont des mammifères dits homéothermes. Un mammifère homéotherme est un être vivant « à sang chaud » capable de maintenir une température corporelle relativement constante, indépendamment des variations de températures plus élevées ou plus basses, nommée température de consigne. Cette température de consigne, qui est maintenue à un niveau relativement fixe, varie en fonction des espèces. Par exemple, elle est d'environ 37 °C chez l'être humain, tandis qu'elle se situe entre 37 °C et 40 °C chez la plupart des mammifères, et entre 40 °C et 43 °C chez les oiseaux.

Cette capacité est essentielle pour notre survie, car elle nous permet de fonctionner de manière optimale dans une large gamme de conditions climatiques et d'environnements. Une autre capacité fantastique des individus homéothermes est de pouvoir adapter leur métabolisme énergétique à l'environnement dans lequel ils évoluent. Comprenez que plus l'environnement dans lequel ils évoluent est rigoureux et donc énergivore (froid ou chaleur intense, altitude...), plus leur métabolisme va produire d'énergie pour compenser la consommation d'énergie.

Et tout cela se passe dans l'hypothalamus, une région du cerveau qui abrite le centre thermorégulateur responsable du maintien de notre température de consigne. Il reçoit en permanence des informations provenant de récepteurs de température situés dans la peau et dans le corps, lesquels signalent la température actuelle de l'organisme. Le cerveau analyse ces données thermiques et les compare à la température de consigne. Lorsque la température centrale s'écarte de la température de consigne, le système thermorégulateur déclenche un certain nombre de réponses physiologiques pour la ramener à ce niveau. Si vous ne vous exposez jamais au froid ou à la chaleur intense, cette zone du cerveau se met en sommeil et, parfois, se dérégule.

FOCUS SUR LA FIÈVRE

Une des réponses les plus intéressantes de la thermorégulation chez les homéothermes est la fièvre. La fièvre est une réaction classique à une infection chez ces organismes. Contrairement à ce que l'on pourrait penser, la fièvre ne résulte pas d'un dysfonctionnement des mécanismes thermorégulateurs, mais plutôt de l'établissement d'une nouvelle consigne de température, qui est généralement plus élevée que la normale, le temps que votre système immunitaire fasse le ménage !

En cas d'infection, le système immunitaire déclenche la libération de petites protéines qui vont signaler à l'hypothalamus de rehausser la consigne de température, provoquant ainsi une augmentation de la température corporelle. Cette réaction a plusieurs effets bénéfiques. Elle peut rendre l'environnement corporel moins favorable à la croissance des agents pathogènes, améliorer l'activité des cellules immunitaires, et favoriser la production de protéines de phase aiguë qui aident à combattre l'infection.

Il est intéressant de noter que lorsque la température ambiante est inférieure à la température de consigne, les réponses à la fièvre se traduisent par des frissons musculaires. Les frissons sont provoqués par la contraction musculaire, ce qui génère de la chaleur et permet ainsi à notre corps de se réchauffer. Ce processus est extrêmement énergivore. Vous comprenez pourquoi vous êtes épuisé après un épisode de fièvre ! La bonne option est de rester sous la couette lorsque vous êtes malade, pour éviter les frissons et donc la perte d'une énergie précieuse.

Génétique et résistance au froid

Pourtant, bien que nous soyons homéothermes, notre génétique joue énormément sur notre capacité à nous adapter à certains environnements. Ainsi, un Inuit survivra difficilement dans le désert alors qu'un Bédouin souffrira des froids polaires d'Islande. Une personne dont la génétique est majoritairement nord-européenne, américaine, sud-asiatique ou méditerranéenne, et donc habituée à la saisonnalité des températures, aura en revanche une large gamme d'environnements au sein desquels elle pourra s'adapter, à condition de mettre régulièrement son corps à l'épreuve d'une grande variété de températures saisonnières.

Les animaux poïkilothermes

A contrario des homéothermes, un animal poïkilotherme, également appelé animal à sang froid, est un organisme dont la température corporelle varie en fonction de la température de son environnement. Contrairement à nous, les animaux poïkilothermes ont une température corporelle parfaitement adaptée à l'environnement dans lequel ils se trouvent. Ainsi, leur métabolisme, leur activité et leur comportement dépendent largement des conditions thermiques extérieures. Ils ne peuvent en aucun cas évoluer dans un environnement pour lequel ils ne sont pas adaptés.

Chez les animaux poïkilothermes, la thermorégulation est principalement assurée par des adaptations comportementales, telles que l'exposition au soleil pour augmenter la température corporelle ou la recherche d'ombre pour la réduire. Ces animaux ne sont pas en mesure de produire de la chaleur métabolique de manière significative pour maintenir leur température corporelle.

Les reptiles, les amphibiens, les poissons et de nombreux invertébrés sont des exemples d'animaux poïkilothermes. Ils sont souvent moins actifs par temps froid et plus actifs par temps chaud, car leur métabolisme ralentit lorsque la température diminue et s'accélère lorsque la température augmente. Cette adaptation leur permet de conserver l'énergie et de survivre dans des environnements où la disponibilité de la chaleur varie.

LES DIFFÉRENTS TYPES DE GRAISSES

Nous abritons principalement deux types de tissus adipeux dans notre corps : le tissu adipeux blanc (WAT) et le tissu adipeux brun (BAT).

- Le WAT ou tissu adipeux blanc stocke l'énergie sous forme de graisse. C'est la graisse que vous, mesdames, retrouvez sur vos hanches et vos fesses et vous messieurs, sur le ventre et les viscères.
- Le BAT ou tissu adipeux brun permet de produire de la chaleur par lipolyse (la fameuse thermogenèse), c'est-à-dire par la mobilisation et la combustion du tissu adipeux blanc. Et c'est précisément ce type de graisse que nous cherchons à utiliser dans l'exposition au froid. Pourquoi ? Car au-delà de son effet sur la perte de poids, le tissu adipeux brun agit aussi sur la régulation du métabolisme et contribue à l'équilibre hormonal en libérant des substances appelées cytokines, jouant un rôle dans la réponse immunitaire. Il semble donc que ce type de graisse soit essentiel dans le fonctionnement métabolique.

À toutes fins utiles, sachez qu'il existe également le tissu adipeux beige qui, bien qu'il partage certaines caractéristiques avec le tissu adipeux brun, est présent en quantités moindres et peut également être activé pour produire de la chaleur par lipolyse.

La thermogenèse : un mécanisme vital

La thermorégulation est un processus essentiel pour la survie des organismes homéothermes. Ce mécanisme sophistiqué permet de maintenir une température corporelle stable dans des environnements thermiques variables, garantissant ainsi que les processus métaboliques, cellulaires et physiologiques se déroulent de manière optimale. L'un des mécanismes thermorégulateurs les plus fascinants de notre espèce est la thermogenèse, et c'est précisément celle-ci qui va nous permettre d'utiliser le froid comme un outil de renforcement métabolique.

Elle peut être activée de différentes manières, pour produire de la chaleur lorsque cela est nécessaire. En pratique, il existe trois façons de produire de la chaleur.

1. La thermogenèse non frissonnante (NST)

La thermogenèse non frissonnante est un processus où le corps produit de la chaleur en activant le tissu adipeux brun. Le tissu adipeux brun, plus abondant chez les nourrissons et chez certains adultes, est riche en mitochondries.

Ces mitochondries jouent un rôle crucial dans ce processus. Elles abritent une protéine nommée UCP1 (nommée protéine de découplage 1, mais plus connue sous le nom de thermogénine) qui transforme l'énergie stockée dans la graisse blanche et le glucose… en chaleur. Ce processus, nommé « découplage de la phosphorylation oxydative », permet à notre corps d'augmenter sa dépense énergétique et donc de stimuler notre métabolisme de base et de nombreux processus au sein de nos systèmes endocriniens et immunitaires.

La thermogenèse non frissonnante est activée principalement par l'exposition au froid modérée, mais également par la musculation ou l'exercice physique en général. On appelle cela la thermogenèse induite par l'exercice ou EAT. Eh oui, lorsque vous faites travailler vos muscles, vous stimulez la production de chaleur par la mobilisation du glycogène et de l'ATP et augmentez votre métabolisme de base avec les effets bénéfiques que vous connaissez maintenant sur la gestion du poids, la synthèse protéique et le système immunitaire.

2. La thermogenèse frissonnante (ST)

La thermogenèse frissonnante est un processus de production de chaleur impliquant davantage de mécanismes.

Là où la thermogenèse non frissonnante va aller seulement stimuler la graisse brune lors d'une exposition au froid modérée, la thermogenèse frissonnante va être activée lors d'une exposition au froid plus prolongée pour faire face à une diminution de la température corporelle, avec pour objectif le rétablissement de la température de consigne.

Lorsque cela se produit, des signaux nerveux déclenchent, dans l'hypothalamus, des frissons, provoquant des contractions rapides et involontaires des muscles striés squelettiques, généralement à une fréquence de cinq à dix contractions par seconde. Ces contractions génèrent de la chaleur, également par bêta-oxydation, mais sont très énergivores et la perte de chaleur est très importante, occasionnant une fatigue rapide et exponentielle.

La thermogenèse frissonnante va donc permettre de maintenir une température corporelle stable en générant de la chaleur supplémentaire lorsque le corps est exposé plus longuement au froid. C'est un petit peu la solution ultime pour faire face à ce stress thermique. En revanche, si vous restez davantage dans le froid, les frissons ne suffisent plus et l'hypothalamus ne parvient plus à rétablir la température de consigne par les frissons et vous tombez progressivement en hypothermie.

La vitesse à laquelle vous tombez en hypothermie dépend :

1. De la température extérieure (air, eau...).
2. De votre protection thermique (combinaison, pull, manteau, abri...).
3. De votre masse grasse, et en particulier de la quantité de graisse brune dont vous disposez.
4. De votre santé métabolique et de la capacité de votre corps à faire face au froid régulièrement. Ainsi, plus vous protégerez votre corps du froid, moins vous stimulerez la thermogenèse frissonnante. Ce faisant, vous bloquez tous les mécanismes associés à la thermogenèse et en particulier ceux associés à la régulation des systèmes endocriniens et immunitaires.

3. La thermogenèse alimentaire

La thermogenèse alimentaire est un autre type de production de chaleur corporelle. Celle-ci est induite par la digestion et le métabolisme des aliments. Lorsque nous consommons des repas, notre corps entre dans un processus où la digestion, l'absorption et le métabolisme des nutriments nécessitent de produire de l'énergie. Cette production énergétique entraîne une élévation de la température corporelle et de la chaleur.

Certains aliments, en raison de leur composition, peuvent augmenter la thermogenèse alimentaire. C'est le cas, par exemple, des protéines qui ont tendance à demander plus d'énergie pour être digérées par rapport aux graisses ou aux glucides. De plus, des aliments tels que les épices ou certains composés alimentaires comme la caféine peuvent également légèrement augmenter la dépense énergétique associée à la digestion. Ce sont des aliments dits thermogéniques. C'est la raison pour laquelle je préconise, lors de mes ateliers d'exposition au froid, certaines boissons et certains aliments pour se réchauffer après le bain froid. C'est aussi pourquoi on a parfois une sensation de chaleur après avoir (trop) mangé.

CES ALIMENTS QUI VOUS RÉCHAUFFENT !

Certains aliments, épices, boissons et herbes, peuvent stimuler la thermogenèse et potentiellement accélérer le métabolisme de base. En voici quelques exemples pour vous aider, après votre douche froide :

- Les protéines animales : elles demandent plus d'énergie pour être digérées, contribuant ainsi à une légère augmentation de la dépense énergétique. Si vous ne jeûnez pas, prenez un petit déjeuner gras et protéiné après votre douche froide.
- Les aliments riches en acides gras oméga-3 : comme le saumon, les noix ou les graines de lin, peuvent avoir un effet bénéfique sur le métabolisme. À intégrer dans votre petit déjeuner.
- Le piment de Cayenne : il contient de la capsaïcine, capable d'augmenter la dépense énergétique en stimulant la thermogenèse. Attention, jamais à jeun !

- Le curcuma : son composant actif, la curcumine, a montré des effets bénéfiques sur le métabolisme. Vous pouvez en ajouter dans votre boisson chaude préférée.
- La caféine : présente dans le café, elle peut augmenter la dépense énergétique. Je recommande souvent de boire un bon café après la douche ou le bain froid.
- Le thé vert : il contient des catéchines qui ont été associées à une légère augmentation du métabolisme.
- Le gingembre : il peut stimuler le métabolisme en augmentant la thermogenèse. Utilisez-le avec votre thé vert. Vous aurez une synergie optimale des composés thermogéniques.

Comment le froid agit sur notre système nerveux

Pour comprendre l'impact du froid sur notre physiologie, il convient avant tout de faire le distinguo entre deux systèmes impliqués dans les mécanismes de thermorégulation : le système nerveux sympathique et le système nerveux parasympathique, tous deux font partie intégrante de notre système nerveux autonome. Clarifions cela ensemble.

Le système nerveux autonome (SNA) est une composante essentielle de notre système nerveux, contrôlant, comme son nom l'indique, un grand nombre de fonctions involontaires de l'organisme, c'est-à-dire indépendantes de notre contrôle volontaire.

Ce SNA se divise en deux branches principales :

- le système nerveux sympathique (SNS) ;
- le système nerveux parasympathique (SNP).

Ces deux systèmes agissent en tandem pour réguler de nombreux processus physiologiques, tels que la fréquence cardiaque, la respiration, la digestion et la réponse au stress... Ça tombe bien, il n'y a rien de plus stressant qu'un bon bain glacé.

Le SNS et le SNP possèdent des fonctions et des effets antagonistes, c'est-à-dire opposés, permettant un équilibre dynamique dans la régulation des réponses métaboliques. Le SNS est souvent associé à la réponse « fuite ou combat », déclenchant des réactions rapides et vigoureuses pour préparer le corps à l'action alors que le SNP est davantage lié à la réponse de « repos et digestion », favorisant la relaxation et la conservation de l'énergie.

Le SNS, prenant naissance dans les segments thoraciques et lombaires de la moelle épinière, déploie un réseau complexe de ramifications nerveuses qui s'étendent depuis de nombreux endroits de la colonne vertébrale et du thorax, formant ainsi une base solide pour ses diverses fonctions régulatrices. Le SNP se déploie quant à lui depuis le tronc cérébral, sous le cerveau et en avant du cervelet. Il est structurellement continu avec la moelle épinière.

Cette divergence anatomique s'accompagne d'une complexité fonctionnelle. Le SNS, par ses ramifications dans la région thoracique et lombaire, déploie des fibres nerveuses qui irriguent de multiples organes et tissus, assurant ainsi une réponse rapide et adaptative lors de situations de stress ou de nécessité d'action. Son ancrage dans la colonne vertébrale lui confère une action directe et immédiate sur de nombreuses régions du corps. L'activation du SNS demande une réaction presque instantanée et brutale de l'organisme pour répondre efficacement à une situation critique. L'emplacement et le champ d'action du SNS sont donc parfaitement adaptés à cette réaction globale. Lors d'un danger immédiat, vous devez développer une force importante, accélérer le rythme cardiaque pour irriguer les muscles et stimuler la libération d'énergie, augmenter la concentration, l'attention et la vigilance, améliorer la vision et renforcer l'ensemble de la posture... C'est exactement ce que fait le système nerveux sympathique. Vous comprenez donc que son activation doit être occasionnelle. Dans le cas contraire, votre organisme s'épuisera rapidement.

En revanche, le SNP, émergeant du tronc cérébral et de la moelle épinière, semble plus ciblé dans ses effets. Cette localisation particulière fait que son champ d'action se limite à certaines fonctions bien spécifiques à l'instar de la régulation de la digestion, du rythme cardiaque ou encore de la récupération post-effort. Son mécanisme d'action est antagoniste du SNS. Son activation répond à un besoin de repos, de régénération et d'apaisement du système. Il rétablit les fonctions vitales normales et le calme, souvent mis à mal lors de l'activation du système nerveux sympathique.

Les deux systèmes dépendent de composés chimiques libérés par les neurones et nommés neurotransmetteurs. Ces neurotransmetteurs jouent un rôle crucial dans la transmission des signaux du SNS et du SNP. Pour le SNS, c'est principalement l'acétylcholine et la noradrénaline qui vont agir au niveau des jonctions nerveuses alors que pour le SNP, ce seront l'acétylcholine, le GABA et la sérotonine.

On comprend pourquoi la régulation de ces neurotransmetteurs peut entraîner un état de stress et d'excitation ou au contraire un état de calme et de relaxation intense.

Il existe de multiples façons de stimuler l'un ou l'autre système. L'exposition au froid va déclencher une cascade de réactions hormonales et stimuler en réponse le système nerveux sympathique. Ainsi, être immergé dans une eau à cinq degrés est considéré par le corps comme une situation critique à laquelle il doit faire face... La réponse « fuite ou combat ». L'hyperventilation aura le même effet sur le système nerveux autonome : déclencher le système nerveux sympathique...

A contrario, il est possible d'apaiser le système par certaines pratiques méditatives et certains exercices respiratoires à l'instar de ceux abordés dans le chapitre précédent. S'exposer à la chaleur et au spectre lumineux du feu peut aussi avoir cet effet.

Vous le comprenez, à l'instar de toute fonction organique, savoir activer et stimuler intelligemment le système nerveux autonome est capital pour notre équilibre métabolique. Évidemment ici, la loi de Pareto pourrait s'appliquer selon moi : être 80 % du temps dans un état de relaxation et de calme (*via* le SNP) et stimuler certains réflexes biologiques de survie 20 % du temps restant (*via* le SNS).

Mais notre système nerveux sympathique peut, quand il est utilisé de façon appropriée et mesurée, jouer un rôle clé dans le renforcement de notre système immunitaire. Et c'est au travers de l'exposition au froid qu'il s'exprime de la façon la plus remarquable.

Comment le froid stimule notre immunité

Notre système immunitaire orchestre en effet une panoplie de réponses pour assurer le maintien d'une bonne santé métabolique. Les avancées en physiologie et anatomie, conjuguées à de nombreuses études publiées ces dernières années, suggèrent que l'exposition au froid pourrait jouer un rôle crucial dans l'amélioration de la réponse immunitaire.

L'exposition au froid stimule ainsi la production de noradrénaline pour permettre l'activation du SNS. En plus de leur rôle dans la régulation de la température corporelle *via* la thermogenèse, ces hormones peuvent influencer le système immunitaire. En effet, l'activation du système nerveux sympathique induite par ces hormones peut impacter la réponse immunitaire en régulant la production de cellules immunitaires nommées cytokines.

Les cytokines sont de petites protéines émises par des cellules spécifiques du système immunitaire, qui remplissent un rôle crucial en tant que messagers chimiques. Leur fonction essentielle consiste à réguler et à coordonner les réponses immunitaires et inflammatoires de l'organisme. Ces éléments interagissent étroitement avec d'autres cellules immunitaires pour stimuler, ajuster ou réguler les réactions immunitaires, lors d'infections bactériennes ou virales, de processus inflammatoires, de la guérison des blessures, ainsi que d'autres fonctions physiologiques fondamentales. Sans elle, notre système immunitaire serait totalement inefficace.

Des études suggèrent que l'exposition au froid peut augmenter la production de certaines cytokines extrêmement utiles pour lutter contre les inflammations, telles que l'interleukine-6 (IL-6) et le facteur de nécrose tumorale alpha (TNF-alpha). Cette dernière est d'une importance capitale dans la régulation de l'inflammation, de l'activation de certaines cellules immunitaires, de la régulation du métabolisme et surtout, dans le déclenchement de l'autophagie et l'apoptose cellulaire, en d'autres termes, dans le nettoyage cellulaire...

Dans ce cadre, l'exposition au froid pourrait agir comme un outil particulièrement prometteur dans la lutte contre le cancer.

Mais, comme toujours dans la santé, tout est une question d'équilibre. Le mieux est l'ennemi du bien et utiliser intelligemment et raisonnablement cet outil est essentiel.

On comprend alors mieux pourquoi savoir activer, de façon spécifique, certaines cytokines pour réguler la réponse inflammatoire permettrait d'atténuer la douleur et l'intensité des symptômes de certaines maladies comme les maladies auto-immunes et les maladies ostéo-articulaires.

Or, il se trouve qu'il existe un parallèle très intéressant entre les effets obtenus par l'exposition au froid et ceux obtenus par certaines techniques de respiration, à l'instar de la célèbre méthode Wim Hof.

Cette méthode, basée à la fois sur une pratique de respiration particulière stimulant le système nerveux sympathique et sur une exposition au froid intense, offre des résultats stupéfiants sur un grand nombre de pathologies. Son utilisation régulière permettrait au corps de restaurer l'équilibre du système nerveux autonome et de réguler la réponse immunitaire et inflammatoire.

IMMUNITÉ INNÉE ET IMMUNITÉ ACQUISE

L'immunité est la capacité du corps à se défendre contre les agents pathogènes, comme les bactéries, les virus et les parasites, ainsi que contre les cellules anormales telles que les cellules cancéreuses. Deux types principaux d'immunité existent : l'immunité innée et l'immunité acquise. Ces deux systèmes travaillent en tandem pour protéger l'organisme, bien qu'ils diffèrent dans leurs mécanismes et leurs spécificités.

L'immunité innée est le premier mécanisme de défense du corps contre les infections. Il est présent dès la naissance et offre une réponse rapide et non spécifique aux agents pathogènes. Ce système immunitaire est constitué de barrières physiques telles que la peau et les muqueuses, de cellules spécialisées telles que les macrophages, les neutrophiles et les cellules natural killer (NK), ainsi que de protéines comme les cytokines.

Les caractéristiques de l'immunité innée comprennent:

- la réactivité immédiate: elle agit dès la détection d'un agent pathogène;
- la non-sélectivité: elle ne cible pas spécifiquement un pathogène, mais offre une défense globale contre divers envahisseurs;
- l'absence de mémoire immunitaire: elle n'emmagasine pas en mémoire les agents pathogènes rencontrés.

Contrairement à l'immunité innée, **l'immunité acquise** se développe graduellement et s'ajuste à chaque pathogène. Cette forme d'immunité est orchestrée par des cellules spécifiques, les lymphocytes B et T, capables de reconnaître les antigènes des agents pathogènes.

Les principales caractéristiques de l'immunité acquise sont:

- sa spécificité: elle vise spécifiquement des antigènes particuliers;
- sa mémoire immunitaire: elle conserve en mémoire les agents pathogènes précédents, permettant une réponse plus rapide et plus efficace lors de futures rencontres;
- son temps de réponse plus lent: contrairement à l'immunité innée, la réponse immunitaire acquise nécessite plus de temps pour se développer.

Les différences clés :

- la nature de la réponse : l'immunité innée est non spécifique et offre une défense immédiate, tandis que l'immunité acquise est spécifique et repose sur la reconnaissance d'antigènes spécifiques ;
- la mémoire immunitaire : seule l'immunité acquise possède une mémoire immunitaire, permettant une réponse plus rapide lors de futures expositions ;
- les cellules impliquées : l'immunité innée implique des barrières physiques et des cellules phagocytaires, tandis que l'immunité acquise est médiée par des lymphocytes.

LA MÉTHODE WIM HOF

Les origines

J'ai rencontré Wim Hof il y a quelques années, lors d'un stage en Hollande où se regroupaient des néohippies, des biohackers et des personnes souffrant de pathologies diverses telles que des troubles inflammatoires ou des troubles du sommeil, à la recherche d'une solution radicale et alternative. Le style, la dégaine et l'état d'esprit du type m'attira tout de suite et ce fut le début de ma passion pour l'exposition au froid et la science qui la supporte.

Si vous ne connaissez pas la méthode Wim Hof ou que vous en avez vaguement entendu parlé, cette partie est susceptible de vous intéresser. Vous allez tout comprendre de la méthode, de ses origines et de ses implications santé.

Wim Hof, plus connu sous le nom de « The Iceman », est né le 20 avril 1959 à Sittard, une petite ville des Pays-Bas. Sa vie fut marquée par un certain nombre d'événements tragiques l'ayant poussé à trouver en lui la force de les affronter. Et c'est dans ce contexte si particulier qu'il découvrit comment la respiration et le froid peuvent non seulement améliorer la santé physique, mais aussi la santé mentale.

Il fit beaucoup parler de lui au début des années 2000 lorsque ses performances commencèrent à être popularisées telles que l'immersion prolongée dans la glace, la réalisation d'ascensions en haute altitude en portant uniquement un short.

C'est en particulier la façon dont Wim Hof réussit à conserver une température de consigne constante bien qu'exposé à des températures glaciales qui attirera l'attention de la communauté scientifique du monde entier.

Le tournant décisif dans la reconnaissance de Wim Hof est survenu en 2013 lorsqu'il s'exposa avec un groupe de onze autres participants, dans le cadre d'une étude révolutionnaire menée au Radboud University Medical Centre aux Pays-Bas, à l'injection volontaire d'une souche inactive de la bactérie *E. coli*, conçue pour déclencher une réponse immunitaire similaire à celle de la grippe.

L'objectif de cette étude était de déterminer si les individus pouvaient influencer volontairement leur système immunitaire en utilisant des techniques de méditation, de respiration et d'exposition au froid. À cet effet, le groupe avait suivi un programme d'entraînement intensif de dix jours, comprenant des exercices de méditation, des techniques de respiration et une exposition régulière au froid. Un groupe témoin permet de mesurer l'efficacité de la méthode.

Les conclusions de l'étude sont incroyables. Le groupe qui a suivi l'entraînement de Wim Hof a montré une réponse immunitaire considérablement plus faible à l'injection de la bactérie *E. coli* par rapport au groupe témoin. De plus, les participants ayant pratiqué les techniques de Wim Hof présentaient des niveaux nettement inférieurs de cytokines pro-inflammatoires, qui sont responsables, vous le savez maintenant, de l'inflammation et de symptômes grippaux.

Ces résultats, qui remettent en question nos connaissances actuelles de la biologie humaine, démontrent pour la première fois que nous avons la capacité de contrôler directement notre système immunitaire. Cette étude ouvre la porte à de nouvelles recherches sur les applications potentielles de la méthode Wim Hof dans le traitement de diverses maladies.

Ces découvertes sont fascinantes et suggèrent que les techniques de respiration et de méditation enseignées par Wim Hof pourraient avoir un impact significatif sur notre réponse immunitaire et inflammatoire. La réduction de la réponse immunitaire face à une bactérie dangereuse ainsi que la diminution des niveaux de cytokines pro-inflammatoires chez les participants ayant adopté les techniques de Wim Hof témoignent de ces effets bénéfiques potentiels.

Partant de ces exploits, Wim Hof a décidé de faire connaître sa méthode au plus grand nombre.

Cette méthode Wim Hof, aujourd'hui enseignée partout à travers le monde, allie une pratique respiratoire spécifique, l'exposition au froid et la détente mentale, trois piliers essentiels à la santé et au bien-être de manière holistique.

Les trois piliers de la méthode Wim Hof

Le premier pilier de la méthode Wim Hof est **la respiration**. Celle-ci joue un rôle crucial dans cette méthode, car elle permet de contrôler notre système nerveux et de préparer notre mental à l'exposition au froid. Cette respiration contrôlée est l'élément central de la méthode Wim Hof. Contrairement aux exercices respiratoires abordés dans le chapitre précédent, la respiration contrôlée associée à cette méthode vise à stimuler le système nerveux sympathique puis à oxygéner massivement l'intégralité de nos cellules.

La technique de respiration consiste en une série de trente à quarante respirations profondes et rapides suivies d'une expiration lente et complète puis de deux apnées, l'une poumons vides, l'autre poumons pleins. Cette respiration active nos cellules et prépare le corps à mieux supporter le froid et le stress. Elle stimule par ailleurs la production d'adrénaline et de noradrénaline, qui, comme nous l'avons vu, active le système nerveux sympathique, ce qui régule notre système immunitaire et renforce notre résistance aux infections. De plus, cette stimulation augmente la production de métabolites responsables du bien-être, tels que les endorphines et les opioïdes naturels.

Le second pilier de la méthode Wim Hof est **l'exposition au froid dans l'eau**. Celle-ci consiste soit en une douche froide de plusieurs minutes, soit en une immersion complète dans un bain glacé. La température de l'eau doit être comprise entre 0 et 14 °C.

En effet, c'est à partir de 14 °C que l'eau stimule le SNS et la thermogenèse.

Le troisième pilier est **la relaxation mentale**. Wim Hof insiste bien sur le focus et la détente qui doivent être une partie intégrante de l'expérience. Au cours des séances, il est nécessaire de se concentrer sur nos sensations et notre bien-être intérieur. L'idée est d'accueillir le froid comme un allié permettant de canaliser notre attention sur notre énergie interne, notre feu intérieur comme le dit Wim.

Les bienfaits de l'exposition au froid

Pour qui ne s'est jamais plongé dans un bain glacé, l'expérience vaut son pesant d'or. Oui, ce sera probablement, du moins dans les premières secondes, l'un des moments les plus intenses de votre vie, ces moments où vous vous dites : « Mais qu'est-ce que je fais là, bon sang ! » Votre cerveau vous dit de tout arrêter et de sortir de l'eau, votre cœur et votre respiration s'accélèrent, l'adrénaline et l'épinéphrine sont libérées en grandes quantités, vous avez presque envie de crier...

Pourtant, après les exercices respiratoires et au bout d'une minute dans ce froid, un sentiment de plénitude vous envahit, la douleur s'efface, l'esprit devient plus vif, plus aiguisé et votre corps semble déborder soudainement d'énergie... En sortant, vous vous sentez comme alimenté d'une force incroyable...

Nombre de personnes qui font cette expérience ressentent une disparition parfois totale des symptômes inflammatoires et une stimulation profonde de leur métabolisme. Certains disent également qu'ils ne se sont « jamais sentis aussi bien de leur vie »...

Les bienfaits de la méthode Wim Hof et de l'exposition au froid font que beaucoup de personnes n'arrêtent jamais de la pratiquer après l'avoir essayé. Alors, que peut-on en attendre, selon l'état des études scientifiques réalisées autour de cette pratique ?

Réduction du stress et de l'anxiété

Bien qu'occasionnant un stress intense, mais momentané au corps, avec une libération accrue de cortisol, l'hormone du stress, la méthode Wim Hof s'est montrée efficace pour réduire et réguler durablement les niveaux de cortisol. Pourquoi ? Car, comme l'ensemble des routines proposées dans ce livre, si elle est pratiquée de façon raisonnable et stratégique, cette méthode « entraîne » le corps à mieux réagir à cette montée du cortisol. Dans la durée, elle permet à notre organisme de rééquilibrer l'ensemble et d'entraîner une adaptation physiologique positive. Pour faire simple, comprenez qu'elle améliore très significativement notre résilience au stress.

Amélioration du sommeil

L'exposition au froid peut également nous aider à améliorer la qualité de notre sommeil. En effet, si elle est pratiquée au bon moment et durant la bonne durée, la méthode permet de réguler et de structurer nos rythmes circadiens, c'est-à-dire la façon dont notre physiologie évolue tout au long des cycles diurnes et nocturnes en faisant alterner période d'activité métabolique et période de repos métabolique. Or il se trouve que l'exposition au froid et la méthode Wim Hof sont un outil idéal pour augmenter la production de mélatonine, l'hormone de l'endormissement, souvent synonyme d'un sommeil de qualité.

Amélioration du système cardiovasculaire

Dans la méthode Wim Hof, deux mécanismes antagonistes se succèdent, que ce soit lors de la phase de respiration ou lors de l'exposition au froid :

La première phase consiste à générer une vasoconstriction, c'est-à-dire une diminution du diamètre de vos vaisseaux sanguins. Pourquoi ? Car dans une situation de stress comme lorsque vous plongez dans le froid, le cœur redirige le sang (et donc l'oxygène et les nutriments) vers les organes les plus à même de vous permettre de sortir de cette situation. Même chose lorsque vous hyperventilez, vous générez une vasoconstriction forte.

Puis, lorsque vous sortez du froid, votre cœur va rapidement relâcher la tension des vaisseaux sanguins et générer une vasodilatation adaptative pour rapidement ramener du sang vers les extrémités. Cette phase est cruciale et permet, sur la durée, d'améliorer considérablement l'efficacité du cœur.

Plusieurs études ont démontré qu'une exposition régulière au froid pouvait améliorer significativement la fréquence cardiaque au repos, la tension artérielle et même la VO_2max.

Réduction des douleurs ostéo-articulaires et musculaires

Contrairement à ce que l'on pourrait penser, dans la majorité des cas, l'exposition au froid n'augmente pas les douleurs articulaires. C'est même le contraire. Les douleurs articulaires sont souvent entraînées par l'arthrose, une maladie dégénérative entraînant des douleurs, parfois handicapantes, aux articulations. Pourtant, il faut bien comprendre que cette maladie est, la plupart du temps, liée à une diminution de la microvascularisation autour des articulations. Or, de la même façon qu'elle stimule la fonction cardiovasculaire globale, il se trouve que les adaptations qui accompagnent la méthode Wim Hof entraînent également une amélioration significative de la microvascularisation périarticulaire, un renforcement de l'équilibre entre ostéoblastes et ostéoclastes et une diminution de l'inflammation articulaire, en quelques semaines seulement.

Renforcement du système immunitaire

L'exposition au froid prévue dans la méthode Wim Hof permet donc de stimuler le système immunitaire* en augmentant la production de cytokines (comme l'interleukine-6), de certains lymphocytes (comme le T-CD3, ou le T-CD4), de leucocytes, ainsi que de certaines hormones (comme le cortisol, la testostérone, l'adrénaline et l'épinéphrine)**. Ce faisant, elle entraîne non seulement une augmentation de l'activité métabolique, mais également et surtout, un ensemble d'adaptations au cœur de votre système immunitaire pour faire face au froid intense. Il n'est donc pas rare que les pratiquants de la méthode Wim Hof disent ne plus avoir de rhume, d'angines ou de grippe saisonnière. Mais mieux que ça, en régulant activement l'activité de certains agents immuns, comme les lymphocytes T, la méthode Wim Hof laisse entrevoir des perspectives thérapeutiques prometteuses dans le traitement du cancer, du diabète*** et de certaines pathologies cardiaques.

---

* https://pubmed.ncbi.nlm.nih.gov/8925815/.

** https://www.ncbi.nlm.nih.gov/pmc/articles/PMC4206434/.

*** https://www.medecinesciences.org/en/articles/medsci/full_html/2006/02/medsci2006221p5/medsci2006221p5.html.

Réduction de l'inflammation

De la même façon, l'exposition au froid couplée à la respiration pourrait aider à réduire l'inflammation systémique dans le corps, toujours par la libération marquée d'hormones et de cytokines régulant activement l'inflammation.

Modification de l'expression génétique

Lors de l'exposition au froid, vous stimulez la thermogenèse. Pour permettre cette thermogenèse, votre corps peut augmenter l'expression de gènes qui codent pour des protéines qui aident à réguler la température corporelle. C'est le cas par exemple de la thermoglobuline, une protéine qui aide à maintenir la température corporelle. La présence de cette protéine traduit une capacité accrue à résister au froid et une plus grande résilience.

De la même façon, l'exposition au froid stimule l'expression du gène codant pour la protéine de liaison à l'endothéline, une protéine qui aide à maintenir la circulation sanguine dans les vaisseaux sanguins. Cette protéine aurait pour capacité d'améliorer notre système cardiovasculaire en le rendant plus flexible et réactif face au stress et pendant les phases de repos. Cela expliquerait pourquoi l'exposition au froid (régulière et sous supervision médicale) améliore la condition physique des personnes souffrant de pathologies cardiovasculaires.

Enfin, on sait aujourd'hui qu'une exposition au froid pourrait aussi améliorer la résistance face au stress oxydatif. Par exemple, le bain froid régulier augmente l'expression du gène SOD1, codant pour la protéine antioxydante superoxyde dismutase, une protéine qui aide à protéger les cellules contre les dommages causés par les radicaux libres.

Amélioration de la sensibilité à l'insuline

Un autre aspect de l'exposition au froid est qu'il mobilise une quantité énorme d'énergie. En augmentant votre métabolisme de base, vous demandez une libération accrue d'ATP et de glycogène. De fait, dans le froid, vous videz vos réserves énergétiques et « forcez » vos cellules à rapidement l'utiliser pour produire de l'énergie et vous réchauffer par thermogenèse. Cette mobilisation de l'énergie stockée possède, sur le long terme, la capacité d'améliorer la façon dont nos cellules utilisent le glucose et les autres substrats énergétiques. Vous devenez plus adaptable et stimulez votre flexibilité métabolique ! Cette pratique est donc globalement extrêmement bénéfique à votre santé.

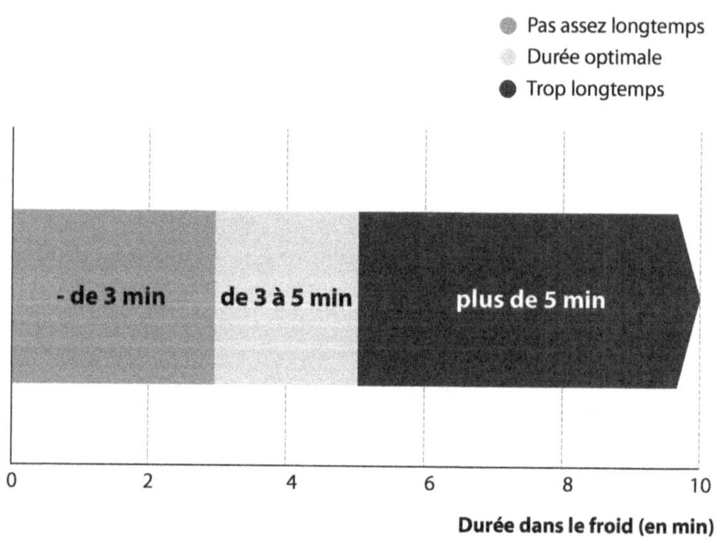

Vous le voyez, la méthode Wim Hof est un outil incroyable dans votre quête de santé. Pour autant, avant de vous lancer à corps perdu dans votre baignoire remplie de glaçons, prenez le temps de comprendre le concept de dose minimum efficace.

La notion de dose minimum efficace (DME)

En pharmacologie, la dose minimum efficace ou DME est la dose permettant d'atteindre des effets thérapeutiques optimaux en utilisant la plus petite dose nécessaire, minimisant ainsi les effets secondaires et les ressources nécessaires pour parvenir à l'efficacité maximale du traitement.

Dans le cadre de l'exposition au froid, il s'agit de déterminer quelle serait la durée optimale pour stimuler le métabolisme de façon optimale (thermogenèse, système immunitaire, réduction de l'inflammation, largage hormonal…) sans générer de fatigue physiologique.

D'après les études les plus récentes et mon expérience, il semble que la DME idéale se situe quelque part entre trois et cinq minutes dans une eau à 10 °C*. Moins de trois minutes, vous n'activerez pas de réponse métabolique suffisante, voire générerez une souffrance parfaitement inutile, au-delà, vous risquez tout simplement d'épuiser votre organisme et… de tomber malade.

* https://www.morozkoforge.com/post/how-often-ice-bath.

Routine #4

Rencontrer le froid

Important

Ne JAMAIS pratiquer ces exercices de respiration dans les conditions suivantes :

- juste après manger ;
- si vous avez des problèmes cardiaques, cardiovasculaires ou pulmonaires connus ;
- près d'un point d'eau ou de zones non sécurisées ;
- si vous êtes malade (virus, bactérie, parasite...) ;
- si vous avez mal dormi ;
- si vous êtes dépressif ;
- si vous avez des troubles de l'alimentation (TCA, anorexie...) ;
- en cas de grossesse ;
- en période de règles.

Routine #4a : La douche froide

Chaque matin, après avoir fait vos exercices de respiration et votre séance de mobilité quotidienne, dirigez-vous vers la salle de bains. L'objectif est de stimuler votre organisme.

Pour cette première étape, gardez en tête que vous avez le contrôle.

Mettez-vous sous la douche et allumez l'eau chaude. Faites votre toilette normalement et savonnez-vous. C'est à ce moment-là que vous mettez l'eau la plus froide possible.

Rincez le savon uniquement à l'eau froide. Commencez par les jambes, puis les hanches, puis les bras. Lorsqu'il est temps d'exposer le torse et le dos, hyperventilez quelques secondes puis expirez par la bouche lentement et mettez la douche froide sur le thorax, sous les aisselles, les épaules et la nuque. C'est ici que se trouve la graisse brune et donc « l'activateur » de thermogenèse. Tenez le plus longtemps possible et n'augmentez en aucun cas la température de l'eau.

Sortez de la douche, séchez-vous et habillez-vous chaudement. Puis prenez un café ou un thé avec une pincée de cannelle accompagnée d'un petit déjeuner gras et protéiné.

Fréquence : une à cinq fois par semaine. Quotidiennement une fois accoutumé. Attention, la douche froide ne se prend que le matin, pas le soir.

Routine #4b : Le bain glacé

En hiver, si vous avez l'océan, la mer, un lac ou une rivière, c'est parfait. Le cas échéant, je vous recommande la baignoire ou de prendre un appareil de luminothérapie infrarouge. Les multiples couches utilisées sur ces pods permettent d'obtenir et de conserver une température idéale entre 4 et 10 °C.

De la même façon que pour la douche froide, préparez-vous en réalisant vos exercices de respiration matinaux. Si vous avez été formé à la méthode Wim Hof, ce que je vous recommande chaudement, vous pouvez réaliser trois à quatre cycles respiratoires de trente à quarante répétitions par cycle. Une fois les exercices de respiration terminés, effectuez une routine de mobilité plus tonique, incluant des exercices pliométriques.

Ensuite, si vous ne vous baignez pas en milieu naturel, refroidissez l'eau du « bain ». Pour cela, videz un à deux gros sachets de glaçons dans l'eau et attendez dix minutes. Si tout va bien (aucune migraine, aucun étourdissement, aucune sensation inhabituelle), dirigez-vous vers le pod. Rentrez très doucement dans l'eau jusqu'à la taille, prenez une grande inspiration puis expirez très lentement par la bouche en descendant dans l'eau jusqu'au cou. Si vous souffrez de la maladie de Raynaud, gardez les mains hors de l'eau. Le froid doit immédiatement vous saisir. Votre cœur et votre respiration accélèrent… Ralentissez votre respiration, c'est très important. N'hyperventilez pas. La brûlure du froid va s'atténuer au bout d'une minute. Le cœur va ralentir progressivement.

Vous devez rester dans l'eau de trois à cinq minutes maximum, le temps de déclencher une thermogenèse frissonnante. Vous la reconnaîtrez aux petits frissons qui interviennent au bout de trois minutes environ. Si vous ne frissonnez pas, ce n'est pas grave, sortez quand même de l'eau.

De la même façon que pour la douche froide, séchez-vous et habillez-vous chaudement. Puis prenez un café ou un thé avec une pincée de cannelle accompagné d'un petit déjeuner gras et protéiné. Vous devez impérativement ressentir le corps se réchauffer progressivement après l'exposition au froid et ne devez plus avoir froid ou trembler. Le cas échéant, c'est que vous avez dépassé vos limites. Allez prendre une douche chaude et couvrez-vous davantage.

Fréquence : une à deux fois par semaine.

L'astuce du naturopathe !

Un thé noir dans lequel vous laissez infuser du gingembre, de la cannelle, du curcuma et une pincée de piment sera votre meilleur allié pour vous réchauffer rapidement et stimuler la thermogenèse ! Ne l'oubliez pas.

5

Sommeil, nutrition, hormones… comment se réaligner avec ses rythmes circadiens ?

Au-delà de ces quatre grandes routines essentielles, je souhaitais, dans ce chapitre final, véritable clé de voûte des précédents chapitres, aborder une notion capitale dans la gestion de vos routines. Il s'agit de la chronobiologie.

La chronobiologie peut se définir comme une branche de la biologie qui étudie les rythmes biologiques naturels notamment les cycles circadiens (sur une période d'environ vingt-quatre heures), les cycles infradiens (qui se déroulent sur une durée plus longue que vingt-quatre heures, comme les cycles menstruels) et les cycles ultradiens (qui se produisent plusieurs fois par jour, tels que les cycles de sommeil paradoxal pendant la nuit).

Voyons donc ensemble comment et pourquoi chacune de ces pratiques doit suivre la chronobiologie afin d'apporter tous les effets santé escomptés.

NOS RYTHMES BIOLOGIQUES, LES GRANDS OUBLIÉS DE LA SANTÉ

Les rythmes biologiques humains sont des cycles naturels qui régulent de nombreux processus physiologiques sur différentes périodes. Ces rythmes sont profondément ancrés dans notre biologie depuis deux cent cinquante mille ans et ont un impact significatif sur notre santé et notre bien-être global.

Ces rythmes biologiques sont régulés par notre horloge biologique interne, principalement localisée dans l'hypothalamus. Cette horloge est synchronisée avec des signaux environnementaux, comme la lumière du jour *via* la rétine ou la température environnante, qui transmet des informations au cerveau sur la luminosité extérieure et la saison. Les signaux lumineux et thermiques influencent la production de mélatonine, une hormone clé régulant le cycle éveil-sommeil et stimulent notre appétit à des heures différentes en hiver et en été.

Ainsi, il est normal d'être tonique le matin et plus calme dès que le soleil se couche. De la même façon, en été, il est naturel de se coucher plus tard et de se réveiller plus tôt ou d'avoir faim au réveil. C'est l'inverse qui se produit en hiver, nous nous couchons généralement plus tôt, nous nous levons plus tard et avons faim globalement plus tôt dans l'après-midi.

Nous réagissons à une très grande variété de stimuli externes, du spectre lumineux du soleil à la phase de la lune, du contact de la terre pieds nus à l'intensité dont le soleil touche votre peau, de l'heure à laquelle vous diminuez les lumières chez vous aux bruits que vous entendez la nuit en dormant... Sans eux, nous sommes incapables de réguler correctement notre organisme... Et pourtant, notre mode de vie moderne a, de nouveau, modifié en profondeur la façon dont nous interagissons avec notre environnement et nous connaissons aujourd'hui chez la majorité d'entre nous, une très grande perturbation de nos rythmes biologiques.

Ce dérèglement permanent des rythmes biologiques n'est pas à prendre à la légère, car dans la durée, ils peuvent avoir des répercussions graves sur la santé. Des études ont établi un lien entre les perturbations des cycles biologiques et divers problèmes de santé, notamment les troubles du sommeil, l'obésité, les maladies cardiovasculaires, le diabète, des troubles psychiatriques tels que la dépression et l'anxiété chronique et même le cancer.

Pourquoi ? C'est encore une fois au niveau cellulaire qu'il faut aller chercher la réponse. En perturbant vos rythmes biologiques, vous modifiez le mode de fonctionnement de vos cellules et en particulier la façon dont elles gèrent la production et l'utilisation de l'énergie.

Prenons un exemple concret. Le soleil est déjà couché depuis longtemps, vous êtes sur votre canapé et regardez l'écran de votre téléphone en suivant un fil Instagram. De fait, vous stimulez votre esprit et lui demandez de rester en veille active. La lumière bleue émise par l'écran bloque la production de mélatonine et stimule la production de dopamine. Enfin, l'attention portée bloque votre rapport à l'espace et au temps et votre esprit ne sait plus reconnaître à quel moment de la journée vous êtes. Ce faisant, vous décalez le processus d'endormissement et demandez à votre corps un effort énergétique important, totalement incohérent avec ce qu'il devrait connaître normalement à cette heure-là.

Vous vous endormez vers minuit. Votre premier cycle de sommeil est donc supprimé et vous avez décalé vos cycles de sommeil suivants à 4 h 30 du matin, « l'effet d'aube » pousse votre corps à produire beaucoup plus d'insuline qu'il ne devrait en produire. Comme vous avez décalé vos rythmes de sommeil, ils sont plus courts et moins profonds, vous vous réveillez donc en même temps que votre pic d'insuline et ne parvenez pas à vous rendormir. Vous vous levez à 7 heures épuisé, accompagné d'un brouillard mental et d'une bioénergie très basse, tout en ayant très faim. Le grand café avalé d'une traite avec les tartines de pain fera bondir votre cortisol et donc, à nouveau, votre insuline… Imaginez maintenant que vous fassiez cela tous les jours pendant plusieurs années… Votre corps ne s'y habitue jamais et à un moment, c'est la maladie qui apparaît. Évidemment, personne ne fera le lien entre le fil Instagram de la veille et votre future maladie.

Dans le contexte de notre vie moderne trépidante, plusieurs facteurs perturbent nos rythmes biologiques. L'exposition excessive aux écrans, en particulier la lumière bleue émise par les appareils électroniques tels que les smartphones, les tablettes et les ordinateurs ou les lampes LED brillantes utilisées partout aujourd'hui, perturbe la production de mélatonine, retardant ainsi le début du sommeil. Les horaires irréguliers, le travail par quarts ou de nuit, le décalage horaire fréquent chez les voyageurs, le fait de rester enfermé entre les quatre murs d'un bureau ainsi que le stress chronique perturbent également nos rythmes biologiques. Ce stress prolongé peut affecter la régulation des hormones, désorganisant ainsi le cycle veille-sommeil et d'autres processus biologiques essentiels dont les cycles menstruels, l'appétit, les battements de votre cœur, votre humeur et bien sûr, votre système immunitaire.

Pour remédier à ces perturbations, il est crucial de prendre des mesures pour rétablir et maintenir un rythme de vie plus en harmonie avec nos rythmes biologiques naturels. Des pratiques telles que l'exposition à la lumière naturelle pendant la journée, la réduction de l'exposition à la lumière bleue des écrans la nuit, le maintien d'horaires de sommeil réguliers et la pratique de techniques de gestion du stress peuvent contribuer à réaligner nos rythmes circadiens. Et c'est précisément ces petites routines complémentaires que nous allons explorer maintenant.

BANNISSEZ LES APPAREILS ÉLECTRONIQUES APRÈS LE COUCHER DU SOLEIL

Ce qu'il faut savoir

La lumière visible est composée d'un spectre de couleurs, chaque couleur ayant une longueur d'onde spécifique. La lumière bleue, avec une longueur d'onde comprise entre environ 380 et 500 nanomètres, se situe à la partie la plus énergétique du spectre visible. Notre exposition naturelle à la lumière bleue provient principalement du soleil. Ainsi, dès que le jour se lève, vous devez normalement être exposé à la lumière bleue.

La lumière naturelle du jour contient en effet des proportions élevées de lumière bleue, jouant ainsi un rôle crucial, du matin au soir, dans la synchronisation de notre horloge biologique interne, le cycle veille-sommeil et la régulation de la mélatonine. Elle est donc réellement indispensable à notre équilibre physiologique, notamment pour nous permettre de conserver notre vigilance et notre capacité de concentration. Elle permet également de réguler la production de cortisol et inhibe la production de mélatonine qui, le cas échéant, nous laissera fatigué et peu concentré toute la journée.

Malheureusement, de nos jours, ce n'est plus le soleil qui nous apporte la lumière bleue, mais les nombreux dispositifs électroniques que nous utilisons au quotidien tels que les écrans d'ordinateurs, les smartphones, les tablettes et les lampes LED. Nous sommes désormais exposés à une quantité considérable de lumière bleue émise par les écrans numériques. Notre horloge biologique n'est donc plus régulée par les rythmes du soleil et de la nuit, mais par l'utilisation de nos dispositifs électroniques.

Cette exposition excessive, en particulier le soir et la nuit, perturbe notre rythme circadien en supprimant la production de mélatonine, retardant ainsi l'endormissement et affectant la qualité du sommeil. Plusieurs études ont même souligné les effets négatifs de cette exposition prolongée à la lumière bleue sur la santé visuelle. On pense que la lumière bleue à haute énergie peut contribuer à des problèmes oculaires tels que la fatigue oculaire numérique, la sécheresse oculaire et même des lésions potentielles de la rétine à long terme.

Afin de vous préserver des effets dévastateurs de la lumière bleue, je vous recommande de fermer les écrans le soir et d'ouvrir un bon livre ou d'utiliser une tablette sans lumière, telles que celles utilisant des écrans e-paper (encre numérique) ou transflectifs.

Si vous utilisez des dispositifs électroniques émettant de la lumière bleue malgré tout le soir, utilisez des dispositifs bloquant celle-ci dès le coucher du soleil. Vous pouvez utiliser des lunettes antilumière bleue et/ou installer un logiciel filtrant sur votre ordinateur portable. Enfin, ne tombez pas dans le piège du mode sombre. Celui-ci fatigue beaucoup plus les yeux et ne limite en rien l'émission de lumière bleue.

Les champs électromagnétiques ou Electromagnetic Fields (EMF) sont des ondes de nature électrique et magnétique qui se propagent dans l'espace. Ils sont présents naturellement dans l'environnement, à l'instar des ondes telluriques que nous utilisons dans le *earthing* (voir p. 275), mais ils sont également générés par des sources artificielles, telles que les lignes électriques, les appareils électroménagers et la plupart des appareils électroniques. En gros, tout appareil électrique ou électronique émet une onde électromagnétique. Mais ce qui varie d'un appareil à l'autre, c'est leur fréquence. Ces EMF sont donc classés en fonction de leur fréquence. Les fréquences basses (jusqu'à 1 MHz) sont appelées champs électrostatiques. Les fréquences intermédiaires (de 1 MHz à 300 GHz) sont appelées champs radiofréquences (RF). Les fréquences élevées (supérieures à 300 GHz) sont appelées ondes millimétriques, ondes infrarouges, lumière visible, ondes ultraviolettes, rayons X et rayons gamma.

Les basses fréquences sont généralement sans danger pour nous. Mais les fréquences intermédiaires et élevées peuvent être réellement toxiques pour nos cellules.

Bien que les effets des EMF sur la santé soient encore mal compris par la science, de nombreuses études ont été menées sur le sujet.

Les résultats de ces études commencent à mettre en lumière l'effet délétère d'une exposition régulière aux EMF.

Parmi les symptômes régulièrement constatés, on peut noter les troubles du sommeil et la fatigue chronique, des altérations progressives du système nerveux, c'est-à-dire des changements dans l'activité électrique du cerveau, de la transmission des signaux nerveux et de la fonction cognitive. On soupçonne également les EMF d'être responsables de la démyélinisation des fibres nerveuses. De la même façon, cette surexposition à des champs électromagnétiques permanents et intensifs pourrait augmenter le risque de cancer, notamment de leucémie, de glioblastome et de cancer du cerveau.

En 2017, un patient de 29 ans est venu me voir pour des difficultés à avoir un enfant. Il soupçonnait une infertilité. Son bilan sanguin montrait une testostérone particulièrement basse et le spermogramme dans la limite basse, presque inquiétant, présentant une activité reproductive particulièrement faible. Ne voulant pas avoir recours aux hormones artificielles dans un premier temps, il m'a demandé mon avis. Je lui ai recommandé de consommer trois noix du Brésil par jour, de prendre des douches froides quotidiennes, mais surtout de ne plus mettre son téléphone portable dans sa poche de pantalon et de le laisser le plus souvent possible à au moins 80 cm de lui, et cela pendant trois mois.

L'objectif de ce test était de voir l'impact des EMF sur les marqueurs de fertilité de ce jeune homme, considérant qu'il faut soixante-dix jours pour que la spermatogenèse, la production de spermatozoïdes, soit complète.

Au bout de trois mois de cet exercice compliqué, non seulement la testostérone est passée de 8,2 nmol/L à 24,3 nmol/L, mais sa production de spermatozoïdes a bondi de 78 % dans l'intervalle.

Que peut-on en conclure ? Que les douches froides et les noix du Brésil fonctionnent ? Oui, c'est évident que ces deux éléments améliorent les taux de testostérone, mais concernant les spermatozoïdes, le résultat est-il imputable aux EMF ? Probablement, mais de nombreuses recherches doivent être réalisées. Évidemment, si cela était avéré, cela n'irait pas dans le sens de l'industrie des téléphones portables, mais c'est une autre histoire. Bien que l'OMS ait fixé des limites d'exposition maximum aux EMF, il conviendra de savoir si ces limites sont réellement acceptables dans le contexte de l'utilisation du portable.

Ce qu'on peut aussi voir, c'est que les EMF auraient un impact sur la spermatogenèse, mais probablement également sur la grossesse et le développement du fœtus.

Les effets de l'exposition prolongée aux EMF comprennent les maux de tête, les nausées, les vertiges, les acouphènes et les troubles de l'attention.

Comment faire alors ?

1. Limitez votre utilisation des appareils électroniques portables, tels que les téléphones portables et les tablettes.
2. Évitez de les utiliser près de votre tête, du thorax ou des parties génitales.
3. Éteignez-les lorsque vous ne les utilisez pas et le soir avant de vous coucher.

4. Installez des protections contre les champs électromagnétiques, telles que des rideaux ou des stores métalliques, près des sources d'EMF.

FAITES LA CHASSE AUX PERTURBATEURS ENDOCRINIENS

Ce qu'il faut savoir

Que vous suiviez l'actualité ou non, vous ne pouvez pas être passé à côté de la notion de perturbateurs endocriniens.

Totalement inconnus du grand public jusqu'au XXIe siècle, les perturbateurs endocriniens font depuis couler beaucoup d'encre. Ces substances chimiques peuvent interférer avec le fonctionnement du système endocrinien, responsable de la production et de la régulation de nos précieuses hormones. Il existe des régulateurs hormonaux naturels, comme les phytoestrogènes du soja ou le rétinol du foie de morue par exemple, et des perturbateurs endocriniens, par définition, synthétiques.

Ces perturbateurs endocriniens synthétiques posent beaucoup de problèmes. On trouve parmi eux les phtalates, les bisphénols (contenus dans de très nombreux produits techniques), les parabènes (dans les cosmétiques et les parfums), les retardateurs de flamme (que l'on trouve dans les canapés, les matelas, les rideaux et dans la plupart des mobiliers de nos maisons) et un grand nombre de produits chimiques utilisés dans les plastiques, les pesticides de nos aliments, les produits de construction (isolation, revêtements thermiques...) et les produits électroniques.

Ces perturbateurs endocriniens, de par leur omniprésence, peuvent entrer dans l'organisme par inhalation, ingestion ou contact cutané. Une fois dans l'organisme, ils peuvent perturber, parfois durablement, le fonctionnement des hormones de différentes manières.

Tout d'abord, ils peuvent, en mimant les hormones naturelles, se lier aux récepteurs hormonaux et activer les voies de signalisation hormonale. Ce faisant, ils perturbent totalement la façon dont ces hormones devraient être produites (à quel moment de la journée, dans quel contexte, en quelle quantité…) et entraîner des dysfonctions métaboliques et des problèmes de santé complexes à traiter.

A contrario, les PE peuvent bloquer l'action de certaines hormones naturelles, ce qui peut entraîner une diminution de leur effet et là encore une perturbation profonde de notre système hormonal, ainsi que la communication entre les cellules.

Ces mêmes composés peuvent également bloquer les processus de synthèse et de dégradation des hormones. C'est une des raisons pour lesquelles certaines personnes ont une hyper- ou une hypothyroïdie traduisant des niveaux inadéquats d'hormones dans le corps. Des prises de poids inexpliquées, une grande fatigue, des sautes d'humeurs importantes et des problèmes de peau chroniques peuvent révéler l'action sournoise des perturbateurs endocriniens.

Ce que l'on peut constater, c'est que les dysfonctions hormonales associées aux perturbateurs endocriniens sont soupçonnées d'être à l'origine de plusieurs problèmes. Tout d'abord, c'est au niveau du système reproductif que les perturbateurs endocriniens ont un impact majeur. En perturbant l'activité et le développement des organes sexuels, les perturbateurs endocriniens sont aujourd'hui associés à des problèmes de fertilité, de cycles menstruels dérégulés ou stoppés, de chute de la testostérone, de fausses couches, de malformations congénitales et de cancers du sein et de l'endomètre.

Chez l'enfant, les perturbateurs endocriniens peuvent perturber le développement du cerveau, des os et des autres organes. Ils ont été étroitement associés à des problèmes tels que l'autisme ou le trouble déficitaire de l'attention avec hyperactivité (TDAH).

Notre système immunitaire n'est pas épargné par ces composés dangereux. Ils sont soupçonnés d'affaiblir notre système immunitaire et, par voie de conséquence, d'augmenter significativement notre risque d'infection.

Ce faisant, ils auraient également un impact majeur sur notre fonctionnement cellulaire et en particulier sur l'activité mitochondriale, entraînant une augmentation spectaculaire des risques de développement d'un diabète de type 2 associé à une obésité, mais surtout un grand nombre de cancers dont ceux du sein, de la prostate, des testicules et… du cerveau.

Les perturbateurs endocriniens ont aussi un impact désastreux sur nos rythmes circadiens. En perturbant en profondeur notre fonctionnement hormonal, ils dérégulent la production de cortisol, de mélatonine, de dopamine et d'ocytocines, entraînant ainsi un effondrement progressif de notre équilibre physique, mental et émotionnel. Vous dormez de plus en plus mal, vous êtes de plus en plus stressé et tombez de plus en plus malade.

Et nous ne faisons, le plus souvent, jamais le rapprochement entre les perturbateurs endocriniens et notre état de santé actuel. À raison, même des personnes très jeunes, sportives et en excellente santé, développent des problèmes de régulation hormonale et de thyroïde sans aucun antécédent familial... À méditer.

Comment faire alors ?

Plusieurs pratiques simples peuvent vous permettre de vous préserver des perturbateurs endocriniens, en particulier si vous êtes déjà atteint d'une pathologie associée à une dérégulation hormonale.

1. La première est de vous débarrasser de tous vos vêtements contenant du polyester, de l'acrylique, de l'élasthanne, du nylon et toute autre matière synthétique. Concentrez-vous sur le 100 % coton, laine, chanvre et lin. Bannissez le reste de votre garde-robe.
2. Ensuite, attention aux tapis, canapés, rideaux en tissus ou en plastique (douche), couettes, draps, nappes, serviettes... Les produits vaporisés dessus contiennent souvent des phtalates, des bisphénols, des parabènes, des retardateurs de flamme et d'autres produits chimiques potentiellement dangereux. Privilégiez le 100 % coton.
3. Même chose pour les produits ménagers. Remplacez les produits industriels chimiques par du vinaigre blanc, du bicarbonate de soude et de la terre de Sommières. Naturels, biodégradables, sans parfums artificiels et sans émanations toxiques, ils fonctionnent la majorité du temps aussi bien que les produits industriels. Privilégiez aussi le produit vaisselle et la lessive naturels et écologiques.

4. Enfin, mangez biologique et de saison. La plupart des pesticides et fongicides vaporisés sur les fruits et légumes sont bourrés de perturbateurs endocriniens. *Idem* pour les produits de conservation. Et ne consommez que des aliments frais. Certains additifs ajoutés dans les aliments transformés agissent comme des perturbateurs endocriniens.

À L'ÉCOUTE DES SONS NATURELS DE LA TERRE

Ce qu'il faut savoir

Depuis la nuit des temps, les hommes ont évolué dans un environnement où le vivant et les différentes espèces animales et végétales se côtoient. Les sons produits par cet environnement naturel forment un répertoire symphonique harmonieux nommé géophonies et biophonies. Depuis le bruissement des feuilles dans la brise aux mélodies harmonieuses du chant des oiseaux à l'aube, ces sons, essentiels à l'interconnexion des écosystèmes à leur environnement, sont une partie intégrante de notre équilibre sensoriel, émotionnel et nerveux.

Les anthrophonies, elles, représentent l'ensemble des sons issus des activités humaines. Elles englobent traditionnellement la voix des autres hommes et femmes gravitant autour de nous (chants, discussions, animations…). Malheureusement pour nous, ces sons sont aujourd'hui remplacés par le bourdonnement de la vie urbaine, le vrombissement des machines et le tumulte persistant des réseaux de transport. Les anthrophonies incarnent l'empreinte sonore de l'humanité sur l'environnement.

La mécanique qui sous-tend notre santé devient ainsi très logique une fois exposée à la lumière de l'évolution. La nature nous donne des repères à chaque instant de la journée et de la nuit, structurant ainsi nos rythmes circadiens. Lorsque nos ancêtres dormaient encore dans la nature, leur principale préoccupation était de trouver le sommeil tout en restant le plus possible en état d'alerte au cas où un prédateur viendrait à les attaquer. Cette hypersensibilité, totalement subconsciente, est commune à l'ensemble des êtres vivants de notre planète. Il existe un instinct primitif de survie dans notre inconscient qui se révèle au contact des biophonies. Certaines études ont même mis en évidence une neuromodulation spécifique, une réduction du stress, une amélioration de l'humeur et un renforcement des fonctions cognitives à l'écoute des biophonies. L'effet apaisant des géophonies et des biophonies contribue considérablement au bien-être mental*.

On retrouve cette particularité chez les mères qui peuvent sortir d'une phase de sommeil profond au son des pleurs de leur enfant ou lorsque vous entendez un bruit inhabituel dans votre logement pendant votre sommeil. Votre cerveau comprend que les biophonies ont changé et que vous devez vous réveiller. Votre cœur accélère soudainement, votre esprit est immédiatement en veille, vos muscles contractés… La réponse « fuite ou combat » s'active instantanément, l'adrénaline est libérée…

Le problème aujourd'hui est que les antrophonies sont omniprésentes. Celles-ci sont émises sur une fréquence extrêmement perturbante pour notre cerveau qui ne sait plus distinguer,

* https://blog.wtwli.com/the-power-of-biophonic-soundscapes-de54736207ec.

dans cet environnement sonore continu, les phases de repos des phases d'attention. L'exposition constante à cette pollution sonore est corrélée à une augmentation de l'anxiété, de la dépression et de l'irritabilité chez les individus, mettant en lumière l'influence préjudiciable des bruits anthrophoniques sur la santé mentale.

Ces anthrophonies ont, depuis longtemps maintenant, supplanté les géophonies et biophonies et face à l'agression qu'elles représentent au quotidien, l'homme moderne préfère chercher le silence plutôt que les bruits naturels qui bercent nos vies depuis toujours*. Le silence devient alors la nouvelle normalité sonore pour fuir les anthrophonies. Le problème est que nous n'avons jamais évolué pour vivre dans le silence total, pas plus que dans les bruits industriels et humains. Si vous voulez restaurer un sommeil de qualité et une vie naturellement cadencée par les rythmes de la terre, vous devez écouter ce que la nature fait de mieux.

Comment faire alors ?

1. Téléchargez une application (dite ASMR) de sons de la nature si vous vivez en ville. Ou mieux encore, rendez-vous sur le formidable site earth.fm pour découvrir une carte des biophonies et géophonies du monde. Idéal pour méditer, travailler ou s'endormir…
2. Cinq minutes d'écoute le matin au réveil, les pieds nus sur l'herbe fraîche et face au soleil levant.
3. Cinq minutes le midi en même temps que vous faites votre pause déjeuner.

---

* https://earth.fm/earth-stories/nature-sounds-and-human-well-being/.

4. Cinq minutes le soir avant de vous coucher, en respirant doucement et avec de longues expirations. Certains soirs, endormez-vous avec le son ASMR de la savane ou de la forêt la nuit.
5. Profitez de votre week-end pour vous ressourcer en forêt ou sur une plage. Écoutez les biophonies spécifiques à cet environnement. Essayez de distinguer les bruits naturels des bruits humains. Soyez à l'écoute, dans le moment présent.

RESTAUREZ VOTRE ÉLECTROPHYSIOLOGIE ANCESTRALE

Ce qu'il faut savoir

Un autre aspect fondamental de notre santé est le lien intime qui nous unit à la Terre-Mère. Avec l'avènement des chaussures en caoutchouc, des chaussettes en polyester, des maisons chauffées et bien isolées du sol et de l'omniprésence des ondes électromagnétiques artificielles autour de nous, nous perdons de plus en plus notre connexion au sol.

Cette pratique de santé, nommée *earthing* ou mise à la terre est une méthode visant à restaurer un lien direct entre le corps humain et la terre. Cette connexion implique un contact direct avec la surface terrestre, souvent par le biais des pieds nus ou d'autres parties du corps. En effet, il est maintenant prouvé que le contact avec la terre engendre des rééquilibrages physiologiques grâce aux échanges d'électrons entre le corps et la surface terrestre.

Les principes fondamentaux du earthing reposent en effet sur la notion de charge électrique naturelle et d'équilibre électrophysiologique.

Pour bien comprendre ces principes, il faut déjà comprendre que la terre détient une charge électrique naturelle, principalement sous la forme d'électrons libres. Ces derniers sont abondants à la surface terrestre et peuvent être transférés au corps humain lors d'un contact direct avec celle-ci en modifiant les niveaux de stress oxydatif.

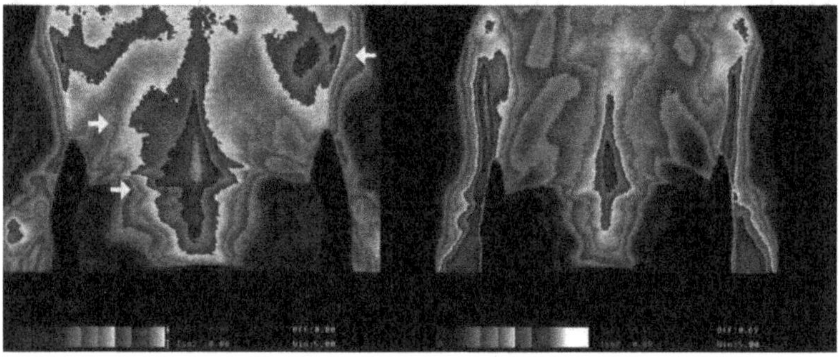

Fig. 1. Ces images thermiques d'un patient souffrant de douleurs dans la région des deux genoux ont été prises à une demi-heure d'intervalle – avant (à gauche) et après la mise à la terre (à droite). Les lésions tissulaires génèrent de la chaleur, représentée par les couleurs chaudes à gauche. La différence montre une résolution claire et rapide de l'inflammation*.

Une recherche parue dans le *Journal of Alternative and Complementary Medicine* en 2010** a examiné les effets du earthing sur les courbatures sportives ainsi qu'aux marqueurs

* https://www.sciencedirect.com/science/article/pii/S1550830719305476.

** https://www.ncbi.nlm.nih.gov/pmc/articles/PMC3116537/.

inflammatoires et immunitaires post-efforts. Les résultats ont révélé une réduction significative des marqueurs inflammatoires chez les participants pratiquant le earthing, suggérant un lien potentiel entre cette mise à la terre et la diminution de l'inflammation. Ce constat a été confirmé dans une autre étude de 2015* qui a mesuré l'efficacité du earthing sur différents marqueurs inflammatoires.

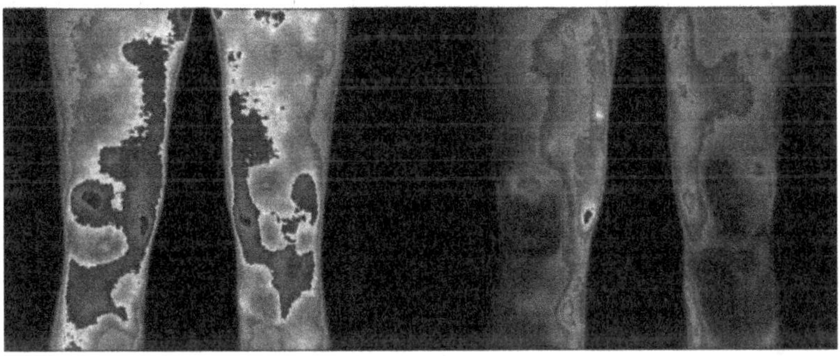

Fig. 2. Ces images thermiques montrent une réduction significative de l'inflammation et un soulagement rapide de la douleur chez un homme de 85 ans après avoir dormi au sol. L'image de gauche montre des zones intenses d'inflammation et de douleur, identifiées par les flèches. L'image de droite a été prise après deux nuits de sommeil avec mise à la terre. Le patient s'était plaint de douleurs chroniques intenses au niveau du bas du dos gauche et de l'épaule droite qui interféraient avec le sommeil, et se réveillait raide et endolori au cours des quatre derniers mois. Un traitement médical prolongé n'avait pas donné de résultats. Après deux nuits de mise à la terre, il a signalé une diminution de 50 % de la douleur, une réduction de 80 % de la douleur perturbant le sommeil et une réduction de 75 % des raideurs et des douleurs au réveil. Au bout de quatre semaines, il a déclaré que sa douleur avait totalement disparu et qu'il ne ressentait plus qu'une légère raideur occasionnelle.
Source : https://www.sciencedirect.com/science/article/pii/S155083 0719305476.

* https://www.ncbi.nlm.nih.gov/pmc/articles/PMC4378297/.

Une autre étude, publiée dans le même journal en 2013*, a étudié les effets du earthing sur la modulation du rythme cardiaque et les risques cardiovasculaires, tels que la variabilité de la fréquence cardiaque ou VRC. Cette dernière est un indicateur essentiel de la santé cardiovasculaire et de la régulation du système nerveux autonome. Pour cette étude, les chercheurs ont également analysé le potentiel Zeta, c'est-à-dire un indicateur de la qualité des interactions entre les particules et la stabilité des molécules dans le sang. Le potentiel Zeta permet par exemple de vérifier la façon dont le sang coagule et sa fluidité.

Les résultats ont montré des améliorations notables du potentiel Zeta chez l'ensemble des participants pratiquant le earthing, laissant entrevoir un impact positif sur la fonction cardiaque et le système nerveux.

L'un des mécanismes suggérés pour expliquer les effets du earthing sur la santé implique son impact profond sur la réduction du stress oxydatif. Ce dernier survient lorsque le corps est déséquilibré entre la production de radicaux libres et sa capacité à les neutraliser. Ces radicaux libres peuvent altérer les cellules et les tissus, contribuant ainsi à diverses pathologies, telles que les maladies cardiovasculaires, le vieillissement prématuré et les troubles inflammatoires. Lorsque vous posez vos pieds nus sur la terre, le contact direct avec celle-ci permet de rétablir l'équilibre électrique dans le corps en fournissant une quantité accrue d'électrons libres. Ces électrons agiraient comme d'importants antioxydants, neutralisant ainsi les radicaux libres et réduisant le stress oxydatif.

* https://www.liebertpub.com/doi/full/10.1089/acm.2011.0820?url_ver=Z39.88-2003&rfr_id=ori%3Arid%3Acrossref.org&rfr_dat=cr_pub%3Dpubmed.

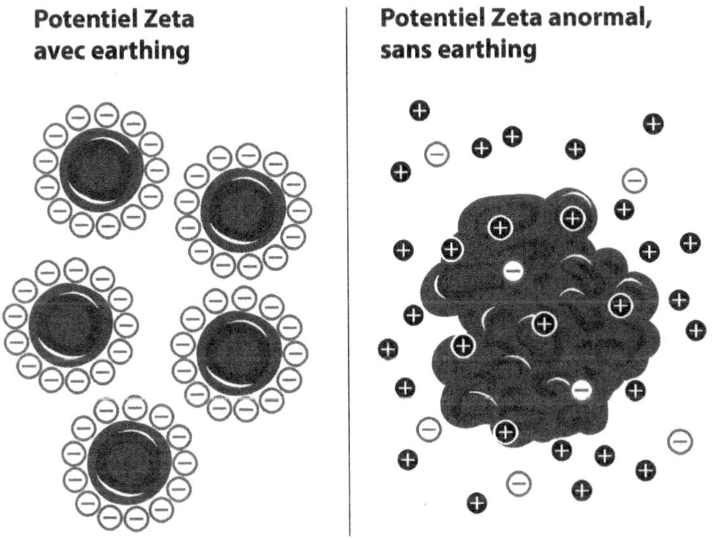

Source : https://www.liebertpub.com/doi/full/10.1089/acm.2011.0820?url_ver=Z39.88-2003&rfr_id=ori%3Arid%3Acrossref.org&rfr_dat=cr_pub%3Dpubmed.

Les études les plus pointues sur le sujet montrent que le earthing serait ainsi en mesure, en plus d'améliorer la santé cardiovasculaire* et immunitaire, de restaurer la gaine de myéline des circuits neuronaux**, de diminuer la tension artérielle, de diminuer les tensions musculaires*** et ostéo-articulaires et même d'améliorer de façon spectaculaire la santé mentale et l'humeur****.

* https://www.ncbi.nlm.nih.gov/pmc/articles/PMC3576907/.
** https://www.liebertpub.com/doi/full/10.1089/acm.2010.0687.
*** https://aarding.org/pages/scientific-publications1.
**** https://pubmed.ncbi.nlm.nih.gov/25748085/.

Comment faire alors ?

Chaque jour, il est essentiel de passer le plus de temps pieds nus. Vos pieds ne sont pas faits pour rester enfermés dans une prison de tissu, de cuir et de caoutchouc. Le pied humain contient vingt-six os différents et en fait le membre du corps le plus fourni en os et articulations. Sa mobilité permanente est donc essentielle. Mais au-delà de cet aspect, le contact avec la terre, vous le savez maintenant, est une composante cruciale d'une santé harmonieuse. Votre équilibre bioénergétique repose sur la pratique du earthing.

Chaque jour, prenez dix minutes, si possible le matin, pour marcher, pieds nus, sur la terre nue, l'humus, la mousse et l'herbe, en respirant lentement. Une simple balade en forêt peut revêtir une dimension magique lorsqu'on marche pieds nus.

Ne craignez pas les blessures ou les douleurs associées aux cailloux et autres imperfections du sol. N'oubliez pas que ce sont vos pieds qui se sont « désadaptés » de leur milieu naturel et non l'environnement qui a changé (quoique dans le cas de l'asphalte et du bitume, on puisse réellement parler d'un changement).

Avant que vous alliez marcher, il est important de mettre votre portable en mode avion et de retirer votre montre. Ils parasitent le rééquilibrage énergétique de votre séance de earthing.

EXPOSEZ-VOUS AUX RYTHMES DU SOLEIL !

Ce qu'il faut savoir

Vos rythmes circadiens sont régulés par les cycles du jour et de la nuit. Il est donc normal d'indiquer chaque jour à votre cerveau à quel moment de la journée il se trouve. Malheureusement, notre vie confinée dans des espaces sans lumière naturelle met à mal la façon dont celui-ci coordonne vos rythmes biologiques. Or il se trouve que vos yeux sont les premiers régulateurs de vos rythmes circadiens. Ceux-ci contiennent en effet des composés photosensibles jouant un rôle clé dans cette régulation.

La magnétite est un composé ferrique aux propriétés incroyables qui attire de plus en plus l'attention de la science, notamment dans les domaines médicaux et biologiques. Dotée de caractéristiques magnétiques uniques, cette substance naturelle entre en interaction avec les champs magnétiques ambiants, mais régule également notre système nerveux et hormonal.

La magnétite est présente chez de nombreux organismes, y compris chez les êtres humains, et plus spécifiquement au sein de centres neuronaux clés tels que le bulbe olfactif. De fait, il existe une interrelation entre la magnétite et certaines protéines réceptives à la lumière bleue, nommée cryptochromes, présentes au sein de notre rétine.

***

Les cryptochromes sont des protéines qui jouent un rôle essentiel dans la régulation de nos réponses biologiques à la lumière du soleil.

- chez les plantes, les cryptochromes participent activement à la régulation de la croissance, de la floraison et d'autres processus liés à la photosensibilité ;
- chez les animaux, ils sont impliqués dans la régulation des rythmes circadiens, du sommeil et d'autres fonctions biologiques.

Sur le plan moléculaire, les cryptochromes agissent comme des photorécepteurs, capables de détecter la lumière et de convertir cette information en signaux biochimiques au sein de nos cellules.

Au niveau cellulaire, les cryptochromes agissent souvent en association avec d'autres protéines et cofacteurs pour former des complexes fonctionnels. Ils peuvent interagir avec des pigments ou des minéraux sensibles à la lumière, tels que la magnétite.

Lorsque l'on s'expose à la lumière du soleil en extérieur, le matin ou le soir, les cryptochromes envoient l'information au cerveau, *via* la polarisation de la magnétite, qu'il est temps d'activer ou de désactiver certains processus métaboliques, et en particulier hormonaux. Ainsi, vous ne produisez pas les mêmes hormones le matin, composé majoritairement de lumière bleue et le soir, plus riche en tons rouge et orange.

Au lever du soleil, cette lumière bleue joue un rôle essentiel dans la régulation de notre horloge biologique interne, influençant nos cycles de sommeil-éveil et notre humeur, notamment *via* la production de cortisol et de catécholamines.

Mais ce n'est pas tout. Face au soleil levant, les cryptochromes informent aussi notre corps de libérer de la mélanine, un pigment naturel, produit par notre peau. Cette mélanine nous permet de protéger notre peau, et de bronzer, au cours de la journée.

En fin de journée, au coucher du soleil, cette lumière orangée et moins bleue est souvent considérée comme apaisante et peut influencer la production de mélatonine, l'hormone du sommeil.

Si vous ne prenez jamais le temps d'observer les variations de ces rayonnements lumineux, votre organisme n'arrive pas à réguler votre horloge interne. En effet, nous sommes faits pour vivre à l'extérieur. En vivant enfermés, notre organisme n'arrive plus à synchroniser les rythmes circadiens avec les différentes lueurs du jour.

Le lien spécifique qui associe nos rythmes circadiens à la lumière ambiante semble donc évident. Certains chercheurs avancent même l'idée qu'une exposition régulière à la lueur du soleil le matin et le soir, en activant les cryptochromes, pourrait aussi réduire la douleur chronique, améliorer la circulation sanguine voire accélérer le processus de guérison osseuse.

S'exposer régulièrement aux différents spectres lumineux de la journée, sans lunettes de soleil, orchestre également vos niveaux d'énergies, votre humeur, la construction musculaire, la réparation tissulaire, mais aussi et surtout, votre sommeil.

Comment faire alors ?

1. Tout comme avec le earthing, sortir dès le lever du soleil pour vous reconnecter à la nature et observer la lueur du petit matin permettra de calibrer votre organisme, et de lui donner l'information qu'il est temps d'activer les processus métaboliques adaptés.
2. Prenez également le temps de marcher au cours de la journée, toujours sans lunettes de soleil, et d'observer de temps à autre, l'horizon, le lointain et la couleur du ciel. Bien évidemment, ne regardez jamais le soleil directement...
3. Le soir, en revanche, prenez aussi un instant pour observer la lueur de la fin de journée. Si vous avez la chance d'habiter en montagne ou près de l'océan, les couchers de soleil sont d'excellents vecteurs de sommeil.

4. Prenez le temps de remercier l'univers et le vivant. Soyez toujours dans l'instant lorsque vous observez le soleil se lever et se coucher. Coordonnez vos pensées avec le présent.

NOURRISSEZ-VOUS EN ACCORD AVEC VOS RYTHMES BIOLOGIQUES

Ce qu'il faut savoir

Avez-vous déjà entendu parler de chronobiologie alimentaire ? Il s'agit d'une approche ancestrale et naturelle de la nutrition basée sur le principe selon lequel l'heure à laquelle nous consommons certains aliments peut influencer notre métabolisme et notre bien-être général. En comprenant les interactions complexes entre les rythmes biologiques internes et les habitudes alimentaires, la chronobiologie alimentaire cherche à restaurer la santé en tenant compte des horaires de repas. Cette approche se concentre sur la synchronisation de la nutrition avec les cycles naturels du corps afin de favoriser une meilleure régulation des rythmes biologiques.

Pourquoi cela fait-il du sens ? Parce que, comme vous le savez maintenant, les rythmes circadiens régulent de nombreux paramètres physiologiques comme notre sommeil ou notre sécrétion hormonale. Cependant, ceux-ci peuvent également avoir un impact majeur sur notre fonction digestive, la production des enzymes gastriques par exemple ou sur notre appétit. Il existe donc une notion de « temporalité alimentaire », qui reconnaît que la composition et la quantité des aliments consommés à différents moments de la journée peuvent influencer la manière dont notre corps les métabolise.

Ainsi, on sait aujourd'hui que les pics d'insuline, généralement associés à un repas, peuvent aussi évoluer en dehors de repas. Par exemple, sachez que vous produisez une grande quantité d'insuline vers 5 heures du matin, en réponse à la libération naturelle de glucose et à la sécrétion d'adrénaline et de cortisol par l'organisme. Ce phénomène se nomme « effet d'aube » et vous permet de vous réveiller et de vous maintenir alerte une fois debout. Le même effet se produit pendant la nuit, mais aussi et surtout en fin de journée, vers 19 heures/19 h 30 afin de stimuler la prise alimentaire.

Pour autant, comme l'insuline est une hormone jouant un rôle majeur dans le stockage des graisses, savoir répondre stratégiquement à ces pics insuliniques peut vous permettre de mieux gérer votre poids. De la même façon, comme l'insuline est associée généralement à l'hormone de croissance, savoir positionner ses entraînements et ses prises caloriques (protéiques en particulier) en fonction des heures où l'insuline augmente naturellement peut améliorer significativement la prise de masse musculaire.

Il faut également comprendre que ces pics naturels d'insuline (non provoqués par l'ingestion préalable de nourriture) correspondent à des moments où vos cellules sont particulièrement sensible à cette hormone. Durant cette phase physiologique clé, celles-ci vont alors mieux métaboliser les glucides, et donc produire de l'énergie plus efficacement. Même chose pour les enzymes digestives. Les enzymes sont produites différemment en fonction du moment de la journée. Les enzymes associées aux protéines et aux lipides sont produites majoritairement le matin alors que les amylases, nécessaires pour la digestion des glucides, majoritairement le soir.

Enfin, on notera un dernier élément clé de la chronobiologie alimentaire. La sérotonine, un neurotransmetteur impliqué dans la régulation de l'humeur, du sommeil et de l'appétit, est synthétisée à partir du tryptophane, un acide aminé présent dans certains aliments, comme les produits laitiers, les œufs, les noix ou le poulet.

Il se trouve que l'insuline favorise l'absorption de certains acides aminés, mais inhibe celle du tryptophane. La concentration de celui-ci augmente dans notre corps en présence d'insuline et devient beaucoup plus disponible pour notre cerveau, où il peut être converti en sérotonine.

Il semble donc y avoir une préférence marquée pour la consommation des glucides au dîner et un moment optimal pour consommer les lipides et les protéines.

Même chose pour le jeûne. On sait aujourd'hui que la façon et le moment où vous jeûnez peut améliorer certains marqueurs métaboliques. Ainsi, jeûner le soir, au moment où l'insuline est la plus élevée, permettrait une meilleure perte de poids et une amélioration marquée de la sensibilité à l'insuline. Cette stratégie apporterait donc aux personnes insulino-résistante ou prédiabétique (type 2) une façon rapide et naturelle de restaurer une sensibilité à l'insuline normale.

Jeûner le matin serait également un moyen de stimuler l'autophagie cellulaire, car le corps aurait déjà activé AMPK et bloquer mTOR, et IGF-1.

Manger moins le soir serait également un moyen, pour certaines personnes, d'améliorer l'endormissement et la qualité du sommeil. Pour d'autres, ce serait plutôt l'inverse.

Enfin, notons que la saisonnalité joue également un rôle capital dans la gestion des rythmes circadiens. En hiver, vous devez manger tôt le matin (ou rompre le jeûne assez tôt) et tôt le soir (ou débuter tôt votre jeûne), alors qu'en été, vous pouvez manger plus facilement des petits déjeuners et des dîners tardifs (et faire des jeûnes longs). Votre corps répond énormément à la façon dont vous vous nourrissez en fonction de la saison. Il est donc essentiel d'activer vos cryptochromes pour stimuler l'appétit naturellement en fonction de la journée et de la saison...

Vous comprenez maintenant pourquoi un voyage sous les tropiques en plein hiver perturbe souvent votre appétit, votre digestion et vos niveaux d'énergie. Vos rythmes biologiques sont totalement déréglés, car il n'y a rien de naturel à imposer ce genre de voyages à votre corps.

Les rythmes circadiens sont donc totalement corrélés à la façon dont nous sommes connectés à la nature. Il s'agit davantage de manger en fonction de notre appétit que de manger à heure fixe. Ce qui est sûr, c'est qu'à force de consommer nos repas à heures fixes, nous avons perdu, là encore, une grande flexibilité métabolique. Notre faim devrait constamment s'harmoniser avec de nombreuses variables, telles que votre niveau d'exercice physique, la qualité de notre sommeil, l'heure de la journée, la saison ou la température extérieure...

Pour autant, la technologie et le confort excessif, encore eux, nous ont totalement coupés de ce lien intime que nous maintenons avec le vivant, avec les rythmes naturels de la terre, avec cette formidable matrice écosystémique qui ajuste en continu la façon dont notre corps évolue et s'adapte.

Nous sommes des individus dotés d'une intelligence exceptionnelle. Pour autant, nous ne portons pas suffisamment attention à la façon dont cette intelligence régi nos comportements quotidiens. Il est essentiel d'être plus intuitifs, attentifs et réceptifs à notre environnement naturel direct.

En ajustant nos pratiques quotidiennes tout au long de la journée, nous restaurons ces mécanismes ancestraux, issus de millions d'années d'évolution.

Comment faire alors ?

La chronobiologie est une science complexe en plein essor, soutenue par de très nombreuses études de qualité******.

Pour harmoniser vos rythmes circadiens aux cycles naturels de la terre, vous devez impérativement manger en fonction des différentes variables exposées précédemment.

1. Jeûnez le matin si vous souhaitez stimuler les mécanismes de réparation cellulaire.
2. Prenez votre petit déjeuner ou votre déjeuner tôt en hiver et plus tard en été en privilégiant toujours les protéines et les graisses. Peu de glucides.
3. Prenez votre dîner tôt en hiver et plus tard en été.
4. Si possible, diminuez les lumières au maximum en soirée pendant votre dîner et votre veillée. Idéalement, mangez au coin du feu… et portez des bloqueurs de lumière bleue.

---

* https://www.ncbi.nlm.nih.gov/pmc/articles/PMC6120700/.

** https://www.ncbi.nlm.nih.gov/pmc/articles/PMC7856659/.

*** https://www.ncbi.nlm.nih.gov/pmc/articles/PMC5785655/.

5. Au cours de la journée et dès le matin, exposez-vous au soleil, sans lunettes de soleil pendant quelques minutes.
6. Marchez, pratiquez la respiration Wim Hof par exemple, exposez-vous le plus possible au froid.
7. Privilégiez vos séances d'exercice physique le matin à jeun ou en fin d'après-midi.
8. Le soir, réchauffez-vous (bain, sauna...), mangez des protéines animales de qualité et quelques glucides, en particulier des baies et fruits rouges, pour stimuler la sécrétion de sérotonine et de mélatonine.
9. Dormez si possible les volets et la fenêtre ouverte, surtout au printemps et en été pour bénéficier de toute la biophonie environnante, ainsi que de la lumière de la Lune. Si vous vivez en ville, écoutez des sons ASMR.
10. Les soirs de pleine lune et de nouvelle lune, votre libido devrait être au maximum. Profitez-en pour faire l'amour.

Conclusion

La santé humaine représente un domaine crucial, façonné par diverses approches et perspectives. Ce travail explore une conception novatrice de la santé en adoptant le prisme de la médecine darwinienne. Bien que peu conventionnelle, cette approche révèle une pertinence profonde lorsqu'on l'analyse avec minutie.

À l'échelle mondiale, malgré les particularités régionales, une constatation cruciale émerge : au niveau cellulaire, les êtres humains partagent tous une similitude génétique fondamentale. Les caractéristiques communes de notre patrimoine génétique transcendent les frontières géographiques et culturelles.

La reconnaissance selon laquelle certains aspects de notre santé reposent sur des facteurs communs ouvre la voie à un retour à l'équilibre métabolique. En considérant nos maladies sous cet angle, elles semblent être des dysévolutions, des écarts nés de l'inadéquation entre notre mode de vie actuel et les prédispositions de notre organisme.

L'évolution humaine a engendré des transformations profondes, créant des particularités propres à chaque individu. Cependant, pour favoriser la pérennité de notre espèce, il est important de privilégier des pratiques de santé physiologiques et durables, adaptées à ces spécificités.

Parmi ces pratiques émergent plusieurs piliers essentiels tels que le jeûne, l'exercice physique, la respiration, l'exposition au froid et la chronobiologie. Ces habitudes, ancrées dans notre existence depuis l'époque d'*Homo sapiens*, jouent un rôle vital dans la préservation de notre santé globale.

Chaque individu est unique tout en partageant des modes de vie communs. En explorant ces éléments, il est crucial de souligner l'importance du jeûne. Cette pratique, souvent mal interprétée, a démontré ses bienfaits en régulant le métabolisme, favorisant les processus de réparation cellulaire et contribuant à la santé globale.

Parallèlement au jeûne, l'exercice physique représente un pilier fondamental de notre bien-être. Son impact positif sur la santé cardiovasculaire, musculaire et mentale est indéniable, renforçant la résilience de l'organisme face aux stress et aux maladies.

La respiration, souvent sous-estimée, revêt également une importance capitale dans la gestion du stress et la régulation de nombreux processus biologiques. Les techniques respiratoires, à l'instar de la respiration Buteyko ou Wim Hof, contribuent à l'équilibre émotionnel et à la réduction des réactions inflammatoires.

L'exposition au froid, bien que toujours perçue comme inconfortable, stimule les mécanismes internes de thermogenèse et renforce le système immunitaire. Les pratiques de thermorégulation se révèlent ainsi bénéfiques pour notre santé globale et la régulation de nos rythmes circadiens.

Enfin, la chronobiologie, qui étudie ces rythmes biologiques internes, souligne l'importance de synchroniser nos activités quotidiennes avec ces cycles naturels. Le respect de nos horloges internes favorise un meilleur fonctionnement physiologique et peut influencer positivement notre santé.

En conclusion, ces pratiques de santé physiologiques et durables, inscrites dans notre évolution en tant qu'espèce, jouent un rôle crucial dans la préservation de notre bien-être. La compréhension et l'adoption de ces principes dans notre mode de vie moderne pourraient tracer une voie prometteuse vers une meilleure santé individuelle et collective.

J'espère en tout cas que vous aurez appris des choses passionnantes que vous prendrez plaisir, tout comme moi, à partager et à transmettre à vos proches. Ma mission de vie est de permettre à tous de restaurer une santé harmonieuse, durable et solide, plus de résilience et de force intérieure pour faire face aux défis que la vie nous réserve parfois.

À vous d'utiliser et d'appliquer ces pratiques à votre rythme, en écoutant votre corps, vos besoins individuels... et vos limites.

À très bientôt.

Andreas Jansson

À propos des auteurs

Andreas Jansson est naturopathe et nutrithérapeute. Il propose des accompagnements personnalisés et des ateliers en pleine nature dans le sud-ouest de la France. Avec une approche ancestrale et holistique de la santé naturelle, il offre à chacun de découvrir, ou redécouvrir, l'incroyable potentiel de notre corps. Il est également le créateur du site nutritik.com sur lequel il publie régulièrement de nombreuses ressources.

Table des matières

2. Restaurer sa force originelle

4. S'exposer au froid pour stimuler notre immunité… et notre feu intérieur

5. Sommeil, nutrition, hormones... comment se réaligner avec ses rythmes circadiens ?

Composition : Soft Office

Achevé d'imprimer en février 2025
sur les presses de la Nouvelle Imprimerie Laballery
58500 Clamecy
Dépôt légal : février 2025
Numéro d'impression : 501643

Imprimé en France

La Nouvelle Imprimerie Laballery est titulaire de la marque Imprim'Vert®